DE

# LA CATARACTE

## MÉMOIRE COURONNÉ

### PAR L'INSTITUT MÉDICAL DE VALENCE (ESPAGNE),

PAR

# J. LEPORT

### MÉDECIN-OCULISTE A ROUEN,

Bachelier ès-lettres, Docteur en médecine de la Faculté de Paris,
Élève de première classe de l'École pratique de Paris,
ex-chargé du service de santé de la garnison et de la place d'Evreux,
ex-Professeur d'ophthalmologie à Rennes,
Membre de la Société des Sciences médicales de Lisbonne (Portugal),
Membre et Lauréat de l'Institut médical de Valence (Espagne), etc., etc.,

PRÉCÉDÉ D'UN AVANT-PROPOS RENFERMANT DES

## CONSIDÉRATIONS

SUR LES DISPENSAIRES ET HOPITAUX OPHTHALMIQUES A CRÉER EN FRANCE, ETC.,

ET SUIVI DE

LETTRES SUR LE TRAITEMENT DE L'OPHTHALMIE PURULENTE

ET DES GRANULATIONS PALPÉBRALES.

Prix : 1 Fr. 50 c.

# PARIS

GERMER BAILLIÈRE, LIBRAIRE-ÉDITEUR,
RUE DE L'ÉCOLE-DE-MÉDECINE, 17.

**LONDRES.**                 **MADRID.**
H. BAILLIÈRE, 219, REGENT-STREET.   CH. BAILLY-BAILLIÈRE.

**SAINT-PÉTERSBOURG.**           **NEW-YORK.**
ISSAKOFF, BELLIZARD.             CH. BAILLIÈRE.

# ROUEN

LEBRUMENT, LIBRAIRE, QUAI NAPOLÉON, 55.

1859.

# DE
# LA CATARACTE

## MÉMOIRE COURONNÉ

PAR L'INSTITUT MÉDICAL DE VALENCE ( ESPAGNE ),

PAR

# J. LEPORT

### MÉDECIN-OCULISTE A ROUEN,

Bachelier ès-lettres, Docteur en médecine de la Faculté de Paris,
Elève de première classe de l'Ecole pratique de Paris,
ex-chargé du service de santé de la garnison et de la place d'Evreux;
ex-Professeur d'ophthalmologie à Rennes,
Membre de la Société des Sciences médicales de Lisbonne (Portugal),
Membre et Lauréat de l'Institut médical de Valence ( Espagne ), etc., etc.,

PRÉCÉDÉ D'UN AVANT-PROPOS RENFERMANT DES

## CONSIDÉRATIONS

SUR LES DISPENSAIRES ET HOPITAUX OPHTHALMIQUES A CRÉER EN FRANCE, ETC.,

ET SUIVI DE

LETTRES SUR LE TRAITEMENT DE L'OPHTHALMIE PURULENTE
ET DES GRANULATIONS PALPÉBRALES.

PRIX : 1 Fr. 50 c.

# PARIS

GERMER BAILLIÈRE, LIBRAIRE-ÉDITEUR,
RUE DE L'ÉCOLE-DE-MÉDECINE, 17.

| **LONDRES.** | **MADRID.** |
|---|---|
| H. BAILLIÈRE, 219, REGENT-STREET. | CH. BAILLY-BAILLIÈRE |
| **SAINT-PÉTERSBOURG.** | **NEW-YORK.** |
| ISSAKOFF, BELLIZARD. | CH. BAILLIÈRE. |

# ROUEN

LEBRUMENT, LIBRAIRE, QUAI NAPOLÉON, 55.

1853.

# AVANT-PROPOS.

« De la Cataracte ; causes qui la produisent, raisons de
» sa fréquence ; investigations sur son traitement sans
» opération, et, dans le cas où celle-ci devient néces-
» saire, exposer la méthode générale adoptable pour les
» différentes espèces, faisant surtout ressortir les causes
» du résultat, plus ou moins négatif, de l'opération même
» la mieux faite. »

Telle était la question posée par l'Institut médical de
Valence. Les mémoires pouvaient être écrits en espagnol,
français, portugais, anglais ou italien, et les paquets
devaient être parvenus avant le 1er décembre 1851 ; le
concours était donc universel. Cependant on remarquera
que la langue allemande n'est pas mentionnée. J'ignore
le motif de cette exception fâcheuse, en ce sens que
l'ophthalmologie est cultivée et pratiquée avec une grande
distinction en Allemagne et en Autriche, pays où les
gouvernements favorisent le développement de l'étude
des maladies d'yeux de toutes les manières : en créant
des chaires et des cliniques ophthalmologiques, en ne
donnant le titre d'oculiste et en ne permettant d'opérer
sur les yeux qu'aux docteurs-médecins ayant suivi les
cours spéciaux pendant plusieurs années après leur
doctorat, et ayant passé avec succès les examens pres-
crits pour l'obtention du diplôme d'oculiste (1). Heureusement beaucoup de savants allemands connaissent le

---

(1) Il est triste de signaler que, jusqu'alors, en France, les gouvernements qui se sont succédé n'ont absolument rien fait pour le
progrès de l'ophthalmologie. Ainsi, tandis qu'en Allemagne, en
Angleterre, et surtout en Belgique, les gouvernements créent des
hôpitaux spéciaux pour les maladies d'yeux, des dispensaires
idem..., que des souscriptions sont ouvertes pour la création de
nouveaux établissements ou l'agrandissement des premiers, — en
France, rien de semblable. Par leur zèle et leur philanthropie, certains oculistes y ont suppléé en fondant et en entretenant de leurs
deniers des dispensaires où les malades reçoivent des soins gratuitement. Ainsi, à Paris, MM. les docteurs Desmarres, Deval, Sichel,
Vauquelin ; à Nantes, M. le docteur Guépin ; à Rouen, moi-même,

français ou l'anglais, et presque tous assez bien le latin pour écrire en cette langue, qui a été la langue exclusive des savants pendant bien des siècles, et qui, de nos jours, a son entrée dans tous les concours. Je n'ai su la nouvelle de ce concours qu'à la fin d'octobre 1851. J'avais à

---

dirigeons avec nos ressources personnelles des dispensaires où sont soignés gratuitement un grand nombre d'indigents.

Etant venu me fixer à Rouen en 1848, j'ai fondé un dispensaire pour le traitement gratuit des maladies d'yeux et d'oreilles. Le nombre des malades inscrits est aujourd'hui ( juillet 1852) de 2,750 (deux mille sept cent cinquante). La consultation a lieu tous les jours, les dimanches exceptés ; les inscriptions mensuelles varient de 40 à 95, les inscriptions quotidiennes de 0 à 8, les inscriptions annuelles atteignent environ 800. (Je n'inscris que les nouveaux malades ou ceux qui, précédemment guéris, sont atteints d'une nouvelle affection. — Ceux qui portent des affections qui réclament des soins pendant une partie de leur vie conservent leur même numéro, quand même, dans la période du traitement, ils seraient atteints d'affections diverses.) J'estime qu'au commencement d'une année, 200 restent en traitement de l'année précédente, somme qui, jointe à celle de 800 nouveaux, fait un total de 1,000 malades qui reçoivent de moi annuellement soins et médicaments gratuits. Le chiffre des malades présents à chaque consultation varie de 25 à 100. En prenant le terme moyen, 50 multiplié par 300 jours, cela fait par an 15,000 consultations, pansements ou opérations gratuites. Les femmes et les enfants font les deux tiers de cette population maladive ; et en voici la raison : l'ophthalmie granuleuse, qui est endémique à Rouen, y est très fréquente. Comme cette affection est contagieuse, elle frappe plus souvent la mère et les enfants, qui, par la nature de leurs relations sociales, sont plus souvent en contact. Par l'achat en gros des matières premières, et en faisant moi-même en grand les préparations qui sont classées et numérotées suivant leurs proportions, je parviens, avec une somme d'argent peu considérable ( en raison du résultat obtenu ), à délivrer environ 6,000 médicaments par année. Mais à ceux auxquels le mouvement serait nuisible après certaines opérations je ne puis offrir de lits. Il arrive alors que ces derniers sont privés de mes soins, ou bien que je suis obligé de les opérer dans des logements qui laissent à désirer quant à la salubrité, ce qui est toujours fâcheux pour le résultat de l'opération. Certes, l'autorité aidant pécuniairement et moralement, on arriverait en France à créer et à faire prospérer des établissements spéciaux. Voici comment on pourrait s'y prendre :

1° Fonder dans chaque chef-lieu de département un établissement spécial avec (*a*) service externe, à savoir : consultations et distribution gratuite de médicaments (*b*); deux salles, hommes et femmes séparément, avec quelques lits d'abord pour les aveugles à opérer ;

2° Les communes s'imposeraient facultativement à raison de 2 centimes par habitant, soit 10 francs pour une commune de 500 habitants, et auraient droit à la réception gratuite de leurs indigents aveugles et opérables, soit 10,000 francs pour un département de 500,000 habitants. Les communes qui ne s'abonneraient pas paie-

peine deux mois devant moi : c'était bien peu ; mais , à cette époque , les soirées sont longues , les opérations oculaires moins nombreuses ; le sujet m'était parfaitement connu , j'avais peu de recherches à faire. Je me mis donc à l'œuvre avec assez de précipitation et sans souci :

---

raient 1 fr. 50 c. par journée de malade, sur laquelle somme l'établissement bonifierait de 50 centimes. Les personnes non indigentes pourraient y être admises au prix de 3 fr. la journée , et les bonifications augmenteraient le revenu du dispensaire. Mais bientôt des donations , des legs de personnes riches et bienfaisantes augmenteraient le capital , et peu à peu on admettrait non seulement les aveugles confirmés depuis longtemps, mais aussi les inflammations graves , et un jour viendrait où le simple dispensaire serait transformé en un vaste hôpital ophthalmique , où tous les pauvres gens recevraient les soins les plus éclairés, et où les jeunes médecins qui voudraient étudier spécialement les maladies d'yeux trouveraient une instruction prompte , pratique et solide ;

3° Obtenir des chemins de fer le transport gratuit des indigents se rendant au dispensaire ;

4° Attacher deux médecins au dispensaire : chef et adjoint. Le premier , outre son service à l'établissement , ferait une tournée dans tout le département tous les ans ; il s'arrêterait un jour dans chaque chef-lieu de canton. Le préfet préviendrait officiellement les maires de chaque commune d'envoyer les aveugles au chef-lieu de canton , aux jour et heure indiqués. Cette pratique permettrait de rendre la vue à un certain nombre d'aveugles qui , se croyant incurables, parce que leur médecin le leur a dit, ne font aucune démarche pour obtenir une vue qu'ils croient perdue pour toujours. En effet , il arrive fréquemment aux médecins oculistes, et même aux docteurs qui ne font pas exclusivement la spécialité, mais ont étudié particulièrement les maladies d'yeux, de rendre la vue à de pauvres aveugles qu'un plus ou moins grand nombre de médecins avaient jugés incurables. L'oculiste inspecteur dirigerait sur le dispensaire ceux d'entre les aveugles qui auraient plus ou moins de chances de succès dans une opération , et qui , bien entendu , y consentiraient. La durée moyenne de séjour au dispensaire pour les opérations de cataracte et de pupille artificielle pourrait être de quinze à vingt jours. Quant aux individus aveugles par des amauroses ou autres affections exigeant un long traitement , ils ne pourraient être reçus dans les premiers temps de l'établissement ; mais le médecin-oculiste inspecteur indiquerait à leur médecin le traitement à suivre , les ferait venir de temps en temps à la consultation , et plus tard , quand le développement du dispensaire le permettrait , on les y recevrait. Je m'arrête , car je vois que ma plume empiète sur l'espace qui me reste pour mon Mémoire sur la cataracte. J'engage les personnes, autorités, administrateurs , médecins ou particuliers, qui voudront concourir à la fondation d'un dispensaire ophthalmique modèle, à visiter ceux de la Belgique ou à en lire les nombreux comptes-rendus dans les *Annales d'Oculistique*, publiées à Bruxelles par le très savant docteur Florent Cunier, médecin-oculiste du roi des Belges , médecin-oculiste inspecteur de la province de Brabant, et auquel revient

avec assez de précipitation, puisque je n'avais guère que quarante jours et seulement quelques heures par soirée ; sans souci, puisque, n'ayant pas l'intention de traiter la question exactement suivant le programme, comme on le verra en me lisant, je n'avais aucune prétention au titre

---

l'honneur de la création et de la prospérité des dispensaires ophthalmiques de la Belgique. Ainsi, un petit Etat donne à la France une leçon de bienfaisance éclairée et économique. Je dis économique, car un aveugle indigent est à la charge de la commune pour une somme qu'on ne peut évaluer à moins de 200 fr. par an. Si on lui rend la vue de manière qu'il puisse travailler, c'est une économie annuelle de 200 fr. pour la commune.

Je fais des vœux pour que la France soit dotée de pareils établissements pour les maladies d'yeux, et aussi pour d'autres maladies qui admettent la spécialité et gagnent à sa pratique, telles que les affections de la peau, des voies génito-urinaires. Mais si quelques confrères désirent se livrer à des démarches pour arriver à ce résultat, je les prierai, afin qu'ils en apprécient les difficultés et comment on pourrait accueillir leurs offres généreuses, de s'édifier par la lecture du récit suivant, que je puis reproduire avec d'autant plus d'exactitude que j'y ai joué un certain rôle. M. le docteur Dusseaux, médecin adjoint de l'Hospice-Général de Rouen, me fit l'honneur d'assister, en 1848, à ma première séance ophthalmologique, et écouta avec bienveillance les observations cliniques que je lui fis sur le petit nombre de malades présents ; il m'offrit de mettre son service médical à ma disposition en ce qui concernait les quelques maladies d'yeux qui s'y trouvaient. J'acceptai avec empressement, et mon excellent confrère me fit parcourir non seulement ses salles, mais aussi celles de feu M. Blanche, dont il avait l'autorisation à ce sujet. Un certain nombre de plus ou moins aveugles furent envoyés à mon dispensaire ; et comme, à cette époque, je ne donnais pas encore les médicaments, mon confrère Dusseaux avait la complaisance de contresigner mes prescriptions, afin que les médicaments fussent délivrés à la pharmacie de l'hôpital. Quelques guérisons plus ou moins rapides me firent bientôt une certaine renommée parmi les malades de l'établissement. Tous les aveugles de la section des incurables voulurent m'être présentés. C'est ce que l'on fit d'abord. La plupart, en effet, étaient bien incurables ; mais un certain nombre ne l'étaient pas pour moi et pour tout praticien exercé dans l'étude des maladies d'yeux. Quelques-uns avaient des pannus complets par granulations et trichiasis, d'autres avaient des leucoma centraux, suite d'ophthalmie purulente. Les premiers pouvaient recouvrer la vue par un traitement; les seconds, par des opérations de pupilles artificielles Nous remîmes à plus tard les pupilles artificielles, que, on verra pourquoi, nous ne fûmes pas admis à pratiquer. Nous traitâmes de suite les pannus, granulations, etc. Six à huit soi-disant incurables recouvrèrent les uns une vue complète, les autres une vue qui leur permit de se conduire. Je ne pourrais me les rappeler tous, mais je puis en citer quelques-uns que j'ai revus depuis, ou que je vois encore quelquefois.

Le nommé Dumoi, âgé alors de 50 ans, était presqu'aveugle par

de lauréat. J'écrivais dans le but d'être utile à l'ophthalmologie, en faisant connaître le résultat de ma pratique, de mes connaissances et de mes découvertes personnelles. Peut-être avais-je un peu l'espoir d'obtenir le titre de membre correspondant de l'Institut ; mais j'étais

---

pannus et granulations, et dans la section des incurables ; il recouvra une assez bonne vue pour se livrer au jardinage. Je n'ai jamais revu cet homme depuis 1848.

Le nommé Delaporte, âgé alors de 38 ans, était aveugle par pannus et trichiasis, et aussi dans la section des incurables. Il recouvra par mon traitement une si bonne vue, qu'aujourd'hui il exerce la profession de teinturier. Je le vois quelquefois ; il vient se faire arracher un ou deux cils de temps en temps.

Le nommé Quemin, âgé de 17 ans, n'était pas aux incurables ; enfant de l'hospice, il avait été employé en qualité de commis dans les bureaux, et, quoique ne voyant pas pour se livrer à ses occupations, il n'en jouissait pas moins des prérogatives, c'est-à-dire qu'il était mieux nourri et sortait à volonté ; il était atteint de granulations avec kératites panniformes et ulcéreuses. Je crois que dans les commencements il ne voyait pas à se conduire. C'est au sujet de ce malade que M. Blanche dit un jour qu'il ferait avoir la croix d'honneur à celui qui le guérirait. *Mais l'homme propose et Dieu dispose.* Quemin recouvra si bien la vue, qu'il partit comme soldat en 1849. M. Blanche fut frappé d'une mort subite et inattendue en improvisant, au sein du conseil municipal, une défense chaleureuse en faveur d'un ami. Et moi, je n'ai encore aucun ruban à ma boutonnière !

Le nommé Tesson était complétement aveugle par deux leucoma centraux avec synéchie, résultat d'ophthalmie purulente et de granulations ; il était donc aux incurables. Je suis parvenu à diminuer la moitié des opacités, et par la belladone à rompre une partie des synéchies ; de sorte que cet homme, encore à l'hospice, voit aujourd'hui à se conduire seul et exécute quelques travaux.

Au commencement de 1849, je fis un voyage de deux mois dans le Midi. Pendant mon absence, mon cher ami le docteur Vauquelin, auquel la science ophthalmologique et otologique est redevable de plusieurs instruments ingénieux, vint exprès de Paris, deux jours par semaine, pour continuer à traiter mes malades d'après les mêmes principes. Quand je revins à Rouen, M. Blanche n'était plus, et M. Dusseaux avait donné noblement sa démission à la suite du passe-droit que lui fit l'administration des hôpitaux ; triste récompense de dix-huit ans de services honorables et gratuits ! Dans cette circonstance, la presque totalité des médecins de la ville de Rouen faisant remettre leur carte chez le docteur Dusseaux furent une digne appréciation du fait qui venait de s'accomplir, et aussi une honorable marque de sympathie et d'estime pour le confrère qui en était l'objet.

Je reçus plusieurs lettres des pauvres aveugles de l'hospice. Ils me disaient qu'on ne leur permettait plus de sortir pour venir à mon dispensaire, et me suppliaient de venir les opérer. Je fis des démarches à ce sujet, offrant de les soigner et de fournir même les médicaments gratuitement. Mais l'administration refusa mes offres

loin de m'attendre que cette illustre société, après la lec--
ture de mon petit Mémoire, lui trouverait une si haute
valeur, qu'elle lui décernàt la deuxième couronne. Cette
récompense, jointe à cette circonstance que déjà mon
Mémoire a été publié à l'étranger (1), m'engage à le livrer
à l'impression dans sa langue nationale. Je fais suivre ce
Mémoire de deux lettres adressées par moi au Gouverne-
ment portugais sur mon traitement de l'ophthalmie pu
rulente et des granulations palpébrales. J'eus la satis-
faction de recevoir, après la première, par l'entremise
de M. le président du conseil de santé de l'armée du
Portugal, mon diplôme de membre correspondant de la
Société des Sciences Médicales de Lisbonne.

Je m'estimerai très heureux si je puis ainsi contribuer
au progrès de l'ophthalmologie et à l'amélioration de l'état
de mes semblables atteints de maladies d'yeux.

---

et la demande des pauvres aveugles, et j'eus la douleur de voir
condamner à une cécité éternelle des malheureux qui, j'en avais la
conviction, avaient des chances de recouvrer la vue par certaines
opérations ou traitements appropriés. Cependant je n'allais sur les
brisées de personne, je ne demandais pas à soigner les maladies
d'yeux existant dans les salles et traitées par les médecins
de l'hospice ; je ne demandais qu'à soigner ceux qu'on avait aban-
donnés depuis plus ou moins longtemps et qu'on avait placés dans
la section des incurables. Tesson seul obtint la permission ; il était
difficile de lui refuser, car, à cette époque, dès qu'il était trois
jours sans venir chez moi il retombait aveugle. Aujourd'hui cet
homme, qui a encore besoin de mes soins, prétend qu'on ne lui
permet plus de venir, et que c'est au prix de deux mois de con-
signe, en venant chez moi, sans permission, qu'il peut jouir, à des
intervalles éloignés, des conseils que je lui donne sur son état. Je
dois déclarer ici que Tesson n'obtint, dans le temps, la permission
de se faire traiter par moi, que grâce à la recommandation de
M. Nepveur, peut-être le seul administrateur qui prit alors le parti
des pauvres aveugles en appuyant leur demande d'être traités
par moi.

(1) J'ai appris, il y a plusieurs semaines, qu'un journal italien avait
reproduit mon Mémoire en cette langue. Quoique la chose ait été
faite sans mon autorisation, je m'en félicite et m'en trouve très
honoré.

# DE LA CATARACTE.

> Quand un aveugle devient borgne,
> il doit s'estimer heureux.
>
> *(Devise de l'auteur.)*

### A. De la Cataracte ?

Voici une question qui ouvre un vaste champ aux concurrents. L'Institut entend-il que les candidats doivent faire l'histoire complète, ou bien entend-il que le candidat donnera purement et simplement une définition de la cataracte ? Je m'arrête à cette dernière pensée ; car on trouve l'histoire de la cataracte et de ses variétés parfaitement écrite dans plusieurs ouvrages d'ophthalmologie : Middlemore, Sichel, Caron du Villards, Desmarres, Mackenzie, etc.... L'Institut, selon moi, veut seulement connaître l'opinion personnelle des candidats et les découvertes que chacun aura pu faire dans le diagnostic, le pronostic et le traitement de cette affection, sans, pour cela, exiger d'eux un traité complet de la cataracte.

La cataracte doit être définie : opacité partielle ou totale du cristallin seul, de la capsule seule, du cristallin et de la capsule ensemble ; opacité survenant par suite de causes connues ou inconnues, et non accompagnée d'inflammation (1).

La cataracte doit se diviser en cataracte vraie, en cataracte fausse, en cataracte mixte.

---

(1) L'opacité de la capsule antérieure survenant pendant une capsulite ou une irido-capsulite, ou bien à la suite d'une lésion traumatique, ne peut jamais constituer une cataracte. Ce genre d'opacité est très souvent curable, et on ne doit lui donner le nom de cataracte que lorsqu'elle persiste longtemps après que tous les symptômes inflammatoires se sont dissipés.

**I. CATARACTE VRAIE.** — La cataracte vraie est l'opacité du cristallin survenant sans cause connue, sans inflammation et sans accident traumatique (1). C'est de cette cataracte que nous allons plus particulièrement parler, et c'est aussi de celle-ci qu'il est dans la pensée de l'Institut que nous nous occupions.

B. Causes qui la produisent, raison de sa fréquence ?

J'ai peu de choses à dire sur les causes qui produisent la cataracte vraie, et, pour parler franchement, je dirai qu'on ne sait absolument rien à ce sujet. Ayant fait quelques voyages dans plusieurs parties de la France, j'ai

---

(1) Je n'admets pas, avec M. Malgaigne, de cataracte capsulaire idiopathique ; il n'y a que de fausses cataractes capsulaires antérieures, c'est-à-dire des opacités de la capsule, suite de l'inflammation de la capsule et de l'uvée. Ce qui a pu faire dire à Dupuytren qu'il y avait plus de cataractes capsulo-lenticulaires que de lenticulaires seulement, c'est que cet opérateur a été trompé par l'apparence blanchâtre que présente la capsule dans certaines opérations à l'aiguille. Voici, en effet, ce qui arrive dans les cataractes molles ou liquides : la face postérieure de la capsule est en contact avec une substance blanche plus ou moins gluante ; une couche de cette substance adhère à la capsule, et quand, dans l'opération par abaissement, on a divisé la capsule, on en voit flotter des lambeaux d'un blanc plus ou moins tranché. Mais, avec une minutieuse attention, il est facile de s'assurer que cette couleur n'est due qu'à un dépôt de matière blanche sans aucune connexité avec la capsule, et on peut même, en portant l'aiguille sur la face postérieure de ces lambeaux de capsule, en détacher des particules de matière blanche et voir apparaître à leur place des points parfaitement transparents sur ces lambeaux de capsule.
Il n'y a pas plus de cataracte capsulaire postérieure, et ces stries blanchâtres et jaunâtres qu'on aperçoit au fond du cristallin, dans certains cas, ne sont rien autre chose qu'une cataracte corticale postérieure, c'est-à-dire un commencement de cataracte vraie, commençant par les couches postérieures du cristallin. M. Mackenzie (page 518, édition française) 1844, donne pour caractères de la cataracte capsulaire postérieure qu'il admet, exactement les caractères qui sont ceux de la cataracte corticale postérieure. Il dit, au bas de la première colonne, page 518 : « Dans un cas que j'ai » observé, une cataracte capsulaire postérieure survint soudaine- » ment dans les deux yeux consécutivement à la suppression des » règles par l'influence du froid, et fut promptement suivie d'opa- » cité lenticulaire.... » Eh bien ! pourquoi l'opacité lenticulaire vint-elle si rapidement et succéda-t-elle à l'opacité supposée de la capsule postérieure ? C'est tout bonnement parce que la prétendue opacité de la capsule n'était qu'une cataracte corticale postérieure, genre de cataracte qui marche ordinairement assez vite et constitue presque toujours une cataracte molle.

remarqué qu'elle était plus commune au nord et au nord-ouest qu'au midi. Parmi les malades que j'ai vus ou opérés, se trouvent un assez grand nombre de maréchaux et de forgerons, et je serais porté à croire que l'action du feu de la forge entrât pour quelque chose dans la fréquence de la cataracte. Mais je n'ai jamais vu que les horlogers, graveurs, peintres ou écrivains fussent plus sujets que d'autres à la cataracte ; c'est, au contraire, l'amaurose qui est l'apanage de ces derniers. Voici tout ce que j'ai à dire sur les causes et la fréquence de la cataracte vraie, et pour en dire davantage il faudrait émettre des hypothèses plus ou moins douteuses, qui allongent la sauce dans certains écrits sur la cataracte.

C. Investigations sur le traitement de la cataracte vraie<br>sans opération ?

Mon opinion est que jamais jusqu'à présent on n'a guéri un seul cas, même au début, de cataracte vraie, à l'aide de moyens médicaux ; qu'une grande partie des gens soi-disant guéris de la cataracte sans opération ont été guéris d'une toute autre affection par des médecins exploitant le charlatanisme, ou par des praticiens qui avaient commis une erreur de diagnostic.

Lorsque j'habitais Paris, j'eus l'occasion de me présenter à la consultation de M. Gondret, inventeur de la pommade ammoniacale et le premier guérisseur de la cataracte, sans opération, à l'aide de sa pommade et des ventouses. Ce praticien, qui est de bonne foi, parce qu'il est dans l'erreur, m'accueillit avec bienveillance et m'engagea à suivre ses consultations pour m'assurer de ses succès. Il me fit voir des personnes qu'il avait guéries : je n'avais rien à constater ; mais il m'en fit voir d'autres qu'il m'assurait devoir guérir de leurs cataractes, et ces yeux-là n'avaient nullement la cataracte. Les uns avaient des taches capsulaires, suite d'une inflammation récente ; d'autres avaient cette teinte ambrée du cristallin qu'on rencontre si souvent chez les vieillards, et qui dépend souvent du reflet de la choroïde qui a perdu une partie de son pigment. Ainsi, M. Gondret traitait pour des cataractes de véritables amblyopies ou amauroses, voire même des glaucômes, et je dois dire, pour rendre hommage à la vérité, qu'il obtenait des résultats avantageux chez des

malades qui avaient parcouru antérieurement et inuti-
lement la plupart des consultations et cliniques justement
renommées. Un certain jour, M. Gondret me fit voir un
général complétement aveugle qu'il traitait, en me faisant remarquer que ses cataractes étaient complétement
mûres, et que peut-être dans ce cas il ne réussirait pas.
Eh bien! ce général portait les deux plus belles amauroses
glaucomateuses que l'on puisse rencontrer, et en appro-
chant une bougie allumée de ses yeux, on voyait dans la
plus grande netteté les trois images de la flamme : deux
droites et une renversée, preuve irrécusable de la transparence du cristallin. M. Gondret ne vit pas les deux
images profondes, n'ayant pas l'habitude de ce genre
d'exercice (1).

---

(1) J'attache la plus grande importance à l'expérience de la bougie allumée pour le diagnostic différentiel de certaines cataractes
et de certaines amauroses, et je connais plus d'un oculiste cé-
lèbre qui ont posé et signé un faux diagnostic pour avoir négligé ce
moyen. Moi, je pense que, sans la dilatation pupillaire artificielle
par la belladone ou l'atropine et sans l'expérience de la bougie,
il existe des cas où le praticien le plus exercé pourrait faire fausse
route en diagnostic. C'est à cause de l'importance que j'attache à
cette expérience que je l'ai répétée mille et mille fois, que j'y ai
fait des remarques qui me sont personnelles et qu'il est à propos
d'en parler. Des figures rendront l'explication plus facile ( voir 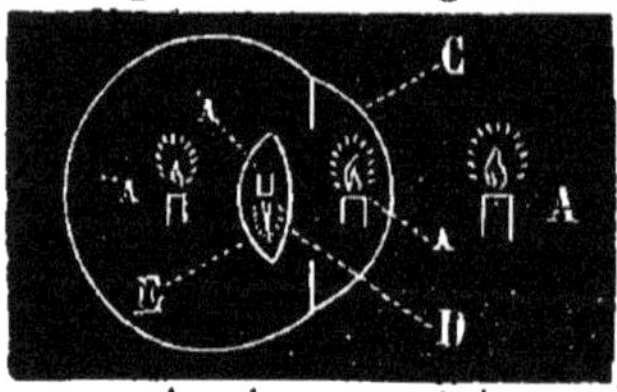
figure I$^{re}$ ) *. Si au devant d'un œil sain
on tient une bougie allumée A (se met-
tant préalablement dans l'obscurité),
les rayons lumineux partis de A rencontrent la cornée C ; une partie la tra-
versent, une autre partie sont réfléchis
( car il n'y a pas de corps assez transparent pour laisser passer tous les
rayons lumineux ) et donnent une image. Comme la cornée est convexe, elle agit comme un miroir convexe, c'est-à-dire que l'image
est virtuelle et paraît être derrière sa surface en A. Les rayons
lumineux qui ont traversé rencontrent la surface antérieure du
cristallin D. Quelques-uns y subissent une réflexion et produisent
une image derrière la surface en A''. Les rayons lumineux traver-
sent le cristallin, rencontrent la surface postérieure E ; il se produit là une troisième image ; mais comme la surface postérieure du
cristallin est concave par rapport à l'arrivée des rayons, elle agit
comme un miroir concave, c'est-à-dire que l'image est réelle, renversée et située au devant de la surface réfléchissante en A'. Si la
bougie est tenue au centre de la cornée, les trois images sont sur
la même ligne ; si, au contraire, la bougie n'est pas tenue vis-à-vis
du centre de la cornée, les images droites sont sur la même ligne,

* Le graveur, n'ayant pas suivi exactement les indications que je lui av is don-
nées a, par erreur, entouré les flammes de petits points simulant un rayonnement.
Le lecteur en fera abstraction.

**D. Méthode générale adoptable pour les différentes espèces de cataracte vraie ?**

C'est dans ce chapitre que ma conscience me fait un devoir de dire des vérités qui pourront peut-être blesser l'amour-propre de certains opérateurs. En science, on ne doit pas craindre de se faire des ennemis ; ce mot doit être rayé des combats scentifiques et littéraires ; mais on est souvent heureux de se faire des adversaires, parce que de la discussion théorique naissent souvent aussi de nouvelles vérités, qui font pâlir et même anéantir ce qui jusqu'alors passait pour une vérité incontestable. Parmi les opérateurs de la cataracte, les uns, comme Scarpa, préconisent exclusivement l'abaissement et le broiement

tandis que l'image renversée fait des mouvements opposés aux deux autres droites (voir figure I I). L'image A est la plus grande et bien nette, limage A' est la plus petite, très petite et très brillante ; l'image A" est très pâle, et, pour la grandeur, tient le milieu entre les deux autres. Pour le praticien habitué à cette expérience, les trois images sont faciles à saisir ; mais pour le médecin non habitué, je dirai : L'image A se voit du premier coup, l'image A' peut être vue à une première ou à une deuxième épreuve ; quant à l'image A", il faut plu-

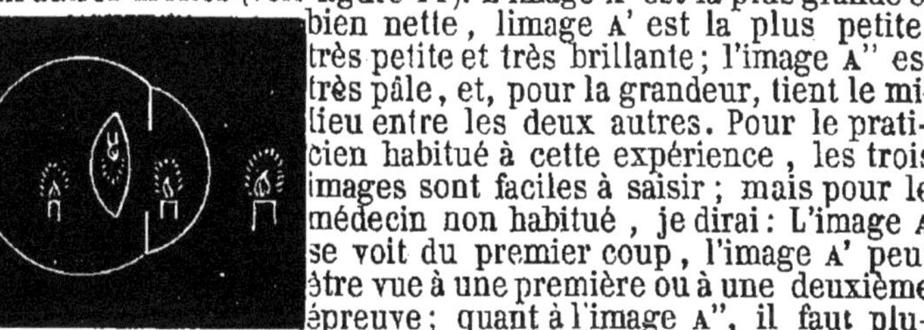

sieurs jours d'essai pour la voir. Pour s'exercer à cette expérience, rien n'est plus commode qu'un œil amaurotique avec dilatation pupillaire. On obtient le même avantage en dilatant la pupille d'un œil sain par la belladone.

Sanson avait assigné la réflexion des images A' A" à la capsule antérieure et postérieure. Mais il n'en est rien, et mes observavations personnelles me permettent d'affirmer que ce phénomène physique se passe autant dans la substance même du cristallin. Ainsi, dans l'œil artificiel du docteur Auzoux, il n'y a pas de capsule et on voit très bien les images. En prenant une loupe ou une lentille quelconque en verre, on apercevra distinctement une image droite et une renversée de la flamme de la bougie, preuve certaine que le phénomène se passe dans les couches superficielles du cristallin, puisqu'une lentille de verre est homogène et n'a pas d'enveloppe. Voici pourquoi Sanson admettait la cataracte capsulo-lenticulaire, quand les images A' A" manquaient, parce qu'il croyait l'image A" due exclusivement à la capsule. Aussi, quand l'image droite profonde manque, il n'en résulte pas, comme le disait Sanson, que la capsule antérieure est opaque ; mais il résulte que la substance antérieure du cristallin est opaque. Une capsule transparente appliquée sur un cristallin opaque ne donne pas d'image.

Quand, au contraire l'image droite profonde existe et que la renversée manque, c'est qu'il y a opacité dans la partie centrale

par la sclérotique ; d'autres , comme Wenzell et M. Roux ,
exclusivement l'extraction par la cornée ; quelques-uns,
le kératonyxis , broiement ou abaissement par la cornée.
La plupart des écrivains modernes disent dans leurs livres
qu'on ne doit pas avoir de méthode exclusive , mais que
les variétés de la cataracte , du globe oculaire , de l'orbite , de l'âge , etc. , doivent guider le praticien et lui
faire choisir tantôt une méthode, tantôt une autre. Eh
bien ! ces messieurs, dans leur non-exclusion , ne sont
pas cependant d'accord. Les uns veulent abaisser la cataracte dure, parce qu'elle est plus facile à plonger dans
l'humeur vitrée , et n'est pas susceptible de s'enfler par
imbibition comme les molles et de comprimer la rétine ;
d'autres veulent l'extraire, parce qu'étant dure, elle reste

---

ou postérieure du cristallin. Quand l'image renversée existe bien
nette et dans toutes les positions de la bougie , on peut être
sûr de la transparence du cristallin. L'image renversée ne peut
exister sans que la droite profonde existe en même temps, puisque la renversée étant la réflexion des rayons lumineux par la
surface postérieure, ces rayons lumineux , pour y arriver , ont dû
nécessairement rencontrer, en passant, une surface antérienre
cristalline transparente , et donner existence à l'image profonde.

L'expérience de la bougie est surtout utile dans le cas d'opacité
foncée générale du cristallin, ou dans le cas d'apparence d'opacité
générale, parce que c'est dans ce cas qu'il pourrait y avoir erreur ou embarras dans le diagnostic.

Quand dans un cristallin il y a des opacités par plaques , par
points , par bandes et par lignes , un praticien exercé ne peut jamais se tromper, surtout quand on a eu soin de dilater la pupille ;
et dans ce cas , l'expérience de la bougie n'est pas utile , ou tout
au plus n'est utile qu'à confirmer le diagnostic.

Quand on fait l'expérience de la bougie sur un cristallin incom-
plétement ou partiellement opaque , on obtient des images manquant plus ou moins de netteté, suivant la forme , le genre ou le
degré de l'opacité. Toutes ces nuances sont parfaitement saisies
par l'oculiste habitué à cette expérience, et le conduisent sûrement
à un diagnostic précis.

Je crois être le premier à signaler que les images profondes ren-
versées et droites ne sont pas produites par la capsule antérieure
et postérieure , mais bien par la substance même antérieure ou
postérieure du cristallin. J'engage mes confrères à s'assurer de
mon assertion en plaçant une bougie allumée devant un verre bi-
convexe assez fort, une loupe, par exemple : ils distingueront parfaitement deux images, une droite et une renversée, et seront bien
sûrs alors de la réalité de ce que j'ai avancé , puisque la loupe sur
laquelle ils expérimenteront sera une substance homogène et non
recouverte, comme le cristallin, par une membrane transparente.

Cette découverte, que j'ai faite par le hasard joint à l'observation,
peut aider singulièrement dans le diagnostic.

longtemps dans l'humeur vitrée sans être absorbée , et constitue longtemps un corps étranger dans le globe. Les uns extraient les molles , tandis que d'autres les broient ou les abaissent. Les uns ne font pas l'extraction quand le globe est trop petit ou renfoncé dans l'orbite , à cause des difficultés opératoires ; les autres ne font pas l'extraction , à cause de la grandeur ou de la saillie du globe oculaire , dans la crainte de la sortie de l'humeur vitrée par la compression palpébrale et musculaire.

Moi , que la cataracte soit dure , molle ou liquide , que le globe de l'œil soit saillant ou renfoncé , c'est toujours l'extraction que je pratique ; il n'y a d'exception que :

1° Chez les enfants ; 2° chez les personnes ayant la cornée plus ou moins désorganisée ; 3° chez celles atteintes en même temps de sinchysis , ramollissement de l'humeur vitrée ; 4° chez celles atteintes de nystagmus, mouvement oscillatoire et convulsif du globe.

Les premiers , trop jeunes pour comprendre l'importance de l'opération , pourraient se vider les yeux par des manœuvres ou mouvements inconsidérés.

Chez les seconds , la cornée, étant plus ou moins malade , pourrait ne pas se réunir par première intention et déterminer un leucôma , synéchie , ou staphylome de l'iris, et même fonte de l'œil.

Chez les troisièmes , le ramollissement de l'humeur vitrée pourrait en déterminer la sortie.

Chez les quatrièmes, le balancement perpétuel du globe pourrait s'opposer à la réunion de la plaie par première intention.

Qu'on ne croie pas que c'est par manie ou préjugé que je ne pratique pas l'abaissement. Les livres m'avaient tellement épouvanté de la difficulté de l'extraction , que pendant longtemps je n'ai pratiqué que l'abaissement (1). Je ne crois pas que je m'y prenais plus maladroitement qu'un autre ; mais j'étais loin d'être toujours heureux, et c'est à peine si je rendais une bonne vision à la moitié des yeux opérés. Des iritis suivis de fausses cataractes , des

______

(1) Il semblerait vraiment que certains écrivains ophthalmologistes , en exagérant les difficultés de certaines opérations oculaires, se soient efforcés d'effrayer les néophytes, de peur que ces derniers ne leur fassent concurrence. Oui, il est triste de l'avouer, le but de certains livres est d'attirer des consultations et des opérations à l'auteur , plutôt que d'éclairer et d'instruire ses confrères.

amauroses , des atrophies , de longues inflammations in-
ternes, quelquefois des fontes purulentes , des réascen-
sions du cristallin , etc.: voilà ce qui arrive assez souvent
après l'opération avec l'aiguille même la mieux faite. Et
pourquoi rencontre-t-on tant de gens ayant été opérés
par l'aiguille et très peu par le couteau ? C'est qu'il n'y a
que les opérateurs consommés qui emploient l'extraction ;
que les commençants ou ceux qui font peu d'opérations
adoptent l'abaissement , parce que cela leur paraît plus
facile (1) , n'osant pratiquer l'extraction , dans la crainte
de voir l'humeur vitrée tout entière expulsée de l'œil
opéré devant tous les assistants , danger dont les mena-
cent certains livres.

J'obtiens de très heureux résultats dans l'extraction, ce
que je n'attribue pas à ma dextérité , mais certainement
au genre de pansement que j'effectue. Convaincu que la
plaie de la cornée , résultat de l'opération , a , comme
toute autre plaie , une tendance naturelle à la guérison ,
je ne fais rien pour aider la nature , dans la crainte de la
contrarier par des soins mal entendus. Je fais l'extraction
par la partie inférieure de la cornée , et je comprends la
moitié de cette dernière dans une incision. Jamais il ne
m'est arrivé de voir la paupière inférieure s'engager entre
les bords de la plaie. Une fois même que la cornée flasque
s'était enfoncée dans le globe , présentant une concavité
au lieu d'une convexité , sa réunion par première intention se fît parfaitement , et le malade a très bien vu. Lors
qu'il m'arrive que l'iris s'engage sous le couteau, je n'en
continue pas moins ma section et m'inquiète fort peu de
cet accident (2). J'en suis quitte pour avoir une pupille

---

(1) Je crois, au contraire, qu'il est plus difficile de bien faire l'a-
baissement que l'extraction; seulement , il est plus facile de ca-
cher sa maladresse aux assistants dans l'abaissement que dans l'extraction ; et puis, dans l'abaissement il n'y a pas d'accident immé-
diat , tandis que dans une extraction la sortie totale de l'humeur
vitrée serait un événement malheureux pour l'opéré et l'opérateur ,
et facilement appréciable pour les assistants, même non médecins.

(2) Entre plusieurs exemples où la lésion de l'iris n'entrava pas le
succès de l'opération, je puis citer le suivant, à cause de la grandeur du morceau emporté.

Mᵐᵉ Vincent, âgée de 56 ans, place Saint-Marc, n° 22 , avait été
opérée sans succès par abaissement et avec perte définitive de l'œil
droit par un médecin de cette ville, il y a plusieurs années. Cette

non parfaitement ronde ; mais cela ne nuit pas à la vision et n'augmente nullement l'inflammation. Dans une de mes premières opérations d'extraction , l'iris s'était engagé sous le couteau ; d'après le précepte de M. Mackenzie , je retirai le couteau , j'en introduisis un autre boutonné et fis une contre-ouverture pour faire sortir celui-ci ; mais il arriva que j'eus une incision mâchée , une réunion par seconde intention , et enfin un leucôma et une synéchie complète. Heureusement que le malade vit parfaitement de l'autre œil. C'était justement celui du renversement de la cornée en dedans. Depuis ce temps , je me suis bien gardé d'agir de même en pareille circonstance. D'abord , ayant fait déjà plusieurs opérations de

---

dame, atteinte à l'autre œil d'une cataracte lenticulaire molle, resta quatre ou cinq ans sans se faire opérer , appréhendant un résultat fâcheux comme à la première opération. Enfin, lasse d'être aveugle, c'est à moi qu'elle se confia, il y a deux mois. Je fis l'opération par extraction ; mais dans la contre-ponction, la pointe du couteau s'engagea assez avant dans la sclérotique ; il n'y avait que deux choses à faire : 1° retirer le couteau , en introduire un boutonné et faire une contre-ponction avec un autre couteau ; 2° faire reculer tout doucement le couteau pour le dégager de la sclérotique , mais aussi s'exposer à coup sûr à une sortie de l'humeur aqueuse et à une lésion de l'iris. Je me gardai bien d'adopter le premier précepte d'après ce qui m'était arrivé dans une circonstance analogue (M<sup>me</sup> Lair, qu'on verra plus loin.) Je suivis donc le deuxième précepte, ( celui que je donne). J'emportai avec le couteau presque toute la partie inférieure de l'iris. Eh bien ! malgré cela, au bout de cinq jours que je levai les bandelettes , la plaie était parfaitement réunie, la vue bonne. Il n'y eut ni inflammation ni douleur, et, quinze jours après l'opération, M<sup>me</sup> Vincent circulait seule dans ses appartements. Seulement, elle a une pupille extrèmement large, ce qui ne l'empêche pas de bien voir. Il n'y a qu'au soleil qu'elle éprouve un peu d'éblouissement, qui tend de jour en jour à se modifier, et qui disparaît tout-à-fait par l'usage des verres très foncés.

Chez M. Hardy, que nous avons cité plus loin et qui fut soigné par son médecin après l'opération, il y eut à un des yeux un assez large lambeau d'iris emporté. Cet opéré eut dans les deux yeux une forte inflammation, il se forma deux fausses cataractes consécutives; mais ce qu'il y a de particulier, c'est que le malade ne voit pas du côté où il n'y a pas eu d'iris emporté. Au contraire , la fausse cataracte dans l'œil à iris emporté n'occupe que la place de la pupille naturelle , et la partie emportée de l'iris forme en bas une pupille artificielle bien nette, qui permet une vue passable (reconnaître tous les objets usuels et se conduire seul). Il sera possible, si ce malade y consent, de lui redonner la vue dans l'œil atteint de fausse cataracte secondaire complète , soit par une extraction scléroticale, soit par une pupille artificielle (*Note postérieure au concours.*)

2

pupille artificielle , je savais que la plaie de l'iris n'occasionnait pas une grande inflammation dans cet organe. La chose la plus capitale dans l'extraction , c'est d'avoir un couteau d'un excellent tranchant et d'avoir une incision bien nette (1). Voici mon pansement : une fois le cristallin sorti , je fais fermer l'œil à l'opéré modérément, comme s'il dormait ; j'applique verticalement deux petites bandelettes de taffetas d'Angleterre , une au tiers extérieur, l'autre au tiers intérieur de la commissure palpébrale ; j'en place deux autres transversalement pour bien maintenir les deux premières, l'une sur la paupière supérieure, l'autre sur la paupière inférieure. Je laisse sécher, ce qui est l'affaire d'une ou deux minutes , puis j'applique sur les yeux un bandeau de soie noire. La plupart du temps , c'est une cravate pliée dont je me sers. On met le malade au lit ; mais il se lève le lendemain , s'il veut, et s'asseoit sur une chaise ou un fauteuil. Il n'y a pas besoin de calfeutrer les fenêtres ou les portes pour empêcher la lumière. Je laisse un jour modéré , afin que les allants et venants y voient clair. L'opéré, ayant les yeux collés par les bandelettes , et en outre couverts du bandeau de soie , ne peut être affecté par un demi-jour. Du cinquième au huitième jour, je lève les bandelettes après les avoir humectées d'eau chaude, et comme la cicatrisation est faite à cette époque , quoique non encore consolidée , je place seulement une seule bandelette verticalement sur le milieu des paupières. Quelques jours plus tard, je n'en mets plus si l'œil est très bien , ou , suivant son état d'inflammation , j'en mets une autre. Jamais je n'emploie ni eau froide , ni charpie , ni topique, laissant la nature agir seule. Je m'en trouve très bien , et les opérés aussi, qui ne souffrent pas , et qui , au bout de dix à vingt jours , commencent à se servir de leurs yeux avec toutes les précautions habituelles. Pendant les premiers jours qui suivent l'opération , on donne tous les matins au malade 30 grammes de sulfate de soude dans du bouillon aux herbes ; il mange des soupes maigres jusqu'à la levée des premières bandelettes , après quoi , suivant l'état de l'œil, on continue le régime, ou bien on permet des viandes blanches ou des légumes. Une partie des

---

(1) Je ne crois pas devoir tracer les règles de l'opération par extraction, qu'on trouve très bien décrite dans une infinité d'ouvrages.

malades que j'opère ne sont plus reçus par moi que lorsque , guéris , ils viennent me trouver pour leur essayer des lunettes à cataracte. En effet , ce genre de pansement me permet d'aller opérer dans les villes ou campagnes des environs où je suis appelé, et de remettre l'opéré aux soins de son médecin ordinaire. Sur huit malades opérés depuis un an , âgés de 55 à 72 ans (1), cinq femmes et trois hommes , cinq étaient à la campagne et ont été soignés par leur médecin après l'opération ; les trois autres , opérés à la ville, ont été soignés par moi.

1° Une femme de 67 ans ( M^{me} Mouchelet , rentière à Fourmetot [ Eure ]), opérée des deux yeux en septembre 1850 , soignée par son médecin , voit bien à lire et à coudre d'un œil ; l'autre œil a été perdu par une circonstance étrangère à l'opération. On lui présentait pour l'embrasser un jeune enfant ; la personne qui tenait l'enfant le lâcha, et son bourrelet d'osier frappa violemment un dés yeux dont la cornée se rompit; il se forma un leucôma. On ne me fit part de cet accident que lorsque je revis cette malade pour lui essayer des lunettes.

2° Un homme de 60 ans ( M. Rabasse , propriétaire à Cauverville [ Eure ]), opéré des deux yeux en novembre 1850 , soigné par son médecin , voit parfaitement à lire et à écrire des deux yeux.

3° Un homme de 72 ans ( M. Thonnel , propriétaire à Corneville [ Eure ]), opéré, en mai 1851, des deux yeux, soigné par son médecin , voit à lire et à écrire des deux yeux.

4° Une femme de 58 ans ( M^{me} Angot, journalière à Ber

---

(1) L'âge du malade et l'ancienneté de la cataracte ne sont pas pour moi une contre-indication de l'extraction. Ainsi, M. de Courval, rentier à Corneville ( Eure ), âgé de 78 ans, vint me trouver cet hiver. L'œil gauche était cataracté depuis 30 ans, l'œil droit ne l'était que depuis 2 ou 3 ans ; mais un autre accident rendait le pronostic plus grave : à la suite d'une secousse morale et physique violente, le cristallin de l'œil droit était passé récemment dans la chambre antérieure ; il n'y avait pas de temps à perdre, et quoiqu'on fût au mois de janvier, l'opération fut pratiquée immédiatement ; la vue fut rétablie dans les deux yeux. Cette observation me fournit l'occasion d'ajouter que l'extraction d'un cristallin passé dans la chambre antérieure est plus facile qu'une extraction ordinaire ; mais aussi on doit prendre les plus grandes précautions, l'opérateur et l'aide , pour éviter la sortie de l'humeur vitrée , puisque dans cette circonstance on n'exécute que le premier temps de l'opération (section de la cornée). ( *Note postérieure au concours.*)

nienville [Eure]), opérée, en avril 1851, des deux yeux, soignée par son médecin. Yeux excessivement renfoncés : voit des deux yeux à coudre et à lire.

5° Une femme de 55 ans (M^me Lair, journalière au Petit-Quevilly [Seine-Inférieure]), opérée des deux yeux en août 1850, soignée par moi, voit parfaitement d'un œil à lire, coudre, etc.; l'autre a été perdu, comme je l'ai déjà dit, pour avoir voulu éviter l'iris et retiré le couteau pour en introduire un autre boutonné, et enfin avoir obtenu une incision mâchée. Au reste, il serait possible de faire et de réussir une pupille artificielle à cette femme, de même qu'à la première de 67 ans, qui a reçu un bourrelet d'enfant sur l'œil.

6° Une femme de 72 ans (M^me Perron, blanchisseuse à Rouen, passage Saint-Amand), opérée des deux yeux en août 1850, soignée par moi. Yeux très saillants; voit parfaitement à lire et à coudre.

7° Une femme de 50 ans (M^me Michel, journalière à Rouen, impasse des Pommiers-Mallet), opérée en septembre 1851, il y a cinq jours, d'un œil. L'autre œil est atteint d'une fausse cataracte partielle sans variations et ne voit presque rien. Soignée par moi. Aujourd'hui, pas d'inflammation, résultat presque assuré.

8° Un homme de 66 ans (M. Hardy, bûcheron aux Baux-Sainte-Croix [Eure]), opéré des deux yeux en septembre 1851, il y a dix jours. Soigné par son médecin. Yeux irritables, difficultés pour inciser la capsule, lésion de l'iris à droite, sortie d'humeur vitrée des deux côtés. Le médecin ne m'écrit pas; c'est convenu si le malade va bien.

Ceci a été écrit il y a trois semaines; aujourd'hui je copie. Je puis donc ajouter que la femme n° 7 fait déjà son ménage et voit supérieurement de l'œil opéré. Hier, j'ai vu le médecin de l'homme n° 8 : cet homme a été pendant douze jours très bien; mais il a eu un accès de colère qui a déterminé de l'inflammation qui existe encore. Le confrère, n'étant nullement au courant des maladies des yeux, ne peut me dire autre chose que les pupilles lui paraissent nettes, qu'il y a rougeur de la conjonctive, secrétion de mucus, et enfin que le malade ne voit pas les objets, mais qu'il voit la chandelle. Ces renseignements sont bien incertains, et on ne peut encore rien préjuger sur le résultat de l'opération.

J'opère toujours les deux yeux dans la même séance,

parce que : 1° l'opéré ne subit réellement qu'une opération
et n'a besoin que d'un traitement consécutif, tandis qu'en
opérant les deux yeux l'un après l'autre, cela constitue
deux opérations et deux traitements consécutifs ; 2° si on
opérait les yeux l'un après l'autre et que l'opération ait
un fâcheux résultat, à l'opération du dernier œil le moral
de l'opéré serait affecté vivement par la crainte qu'il arri-
vât la même chose à cet œil qu'au premier ; il en résulterait de l'agitation, de l'insomnie, de la fièvre, et par
conséquent une inflammation plus grave (1).

Quand un œil est cataracté et l'autre sain, je ne con-
sens jamais à l'opération, je conseille au malade de rester
tel qu'il est. En effet, si on faisait l'opération et qu'elle
fût suivie d'insuccès, ce serait déjà fâcheux pour l'opéré
et l'opérateur ; mais quand même elle serait suivie de
succès, les deux yeux auraient une portée visuelle diffé-
rente, et la personne opérée serait obligée de se couvrir
l'œil opéré pour bien voir de l'œil sain, jusqu'à ce qu'elle
s'habitue à ne voir que de l'œil sain, comme il arrive
dans le strabisme, où un seul œil sert à la vision, quoique
l'autre ait toutes les qualités nécessaires à cet objet.

Quand un œil est cataracté et l'autre seulement entre-
pris, je conseille au malade d'attendre la maturité du
dernier œil pour se faire opérer les deux ensemble, et ce
ne serait que très rarement et après de vives sollicitations
que je me déciderais à opérer un seul œil. En général,
les malades se rendent à mon avis, d'autant plus facilement qu'ils y voient de ma part du désintéressement. Car
en les opérant de suite, j'ai de l'argent à gagner immédiatement, tandis qu'en les remettant à plus tard, ils peuvent mourir, changer de domicile, ou avoir recours à un
autre opérateur. Enfin, le résultat est beaucoup plus bril-
lant pour l'opérateur, s'il opère un aveugle et qu'il lui
rende la vue, quand même ce ne serait que d'un œil
(combien d'aveugles feraient bien le marché de deve-
nir borgnes !), tandis qu'en opérant un borgne cela fait

---

(1) Une autre raison que ne donnent pas les partisans de la double
opération en même temps, mais à laquelle ils pensent, et que
j'aurai la franchise de donner, la voici : Si un oculiste opère un premier œil sans succès, il est presque certain que le malade ira
trouver un autre opérateur pour le second œil. Si ce dernier réussit,
je n'ai pas besoin de parler du caquetage de toutes les commères et
du tort fait à la réputation du premier opérateur.

peu de bruit. Par la raison même que le borgne vaquait à ses affaires dans la société , cette même société ignore souvent qu'il est privé d'un œil. Les saisons sont indifférentes au succès. J'opère les gens riches en toute saison , les pauvres au printemps ou à l'été. Avec un appartement bien conditionné , je crois que je préférerais l'automne et même l'hiver. Il est facile, en effet , avec du feu , de conjurer le froid , tandis qu'il est difficile , au contraire, de conjurer les fortes chaleurs de l'été.

II. CATARACTE FAUSSE.—J'entends par fausse cataracte l'opacité complète ou incomplète de la capsule cristalline antérieure , non accompagnée d'inflammation. Les causes de la fausse cataracte sont connues : ce sont des inflammations de la capsule et de l'iris qui lui donnent lieu, que ces inflammations soient idiopathiques ou traumatiques. On peut la diviser en cataracte fausse primitive et en cataracte fausse consécutive ou secondaire.

1° *Cataracte fausse primitive.* — C'est celle accompagnée du cristallin à l'état sain. Si l'opacité de la capsule est complète , on ne peut pas s'assurer du bon état du cristallin ; mais peu importe, puisqu'il doit être sacrifié dans l'opération. Si , au contraire , l'opacité est partielle, il reste encore un certain degré de vision. L'opacité partielle peut être générale ou fenêtrée , ou bien par plaques, comprenant une portion plus ou moins grande de la pupille. Dans ces deux cas , l'emploi permanent de l'extrait de belladone ou de l'atropine peut augmenter sensiblement la vision , et même la donner tout-à-fait. Il y a une espèce de fausse cataracte centrale dite , dans certains ouvrages , pyramidale. Voici sa formation : si dans une ulcération centrale de la cornée il y a perforation de cette membrane , il peut arriver l'écoulement de l'humeur aqueuse , l'affaissement de la cornée. Alors la partie ulcérée de la cornée touche la capsule ; il se fait un dépôt plastique qui unit la cornée à la capsule ; l'ulcère se cicatrise , même quelquefois sans laisser de traces ; l'humeur aqueuse se renouvelant remplit la chambre antérieure ; la cornée est distendue , elle tend à reprendre sa convexité, et son adhérence avec la capsule se rompt ; il reste sur la capsule une tache d'abord réellement pyramidale , mais qui s'aplatit de jour en jour et devient tout-à-fait plate. Cette tache peut n'occuper qu'un point central de la pupille ou en occuper la totalité, et s'il n'y a pas de synéchie postérieure, l'emploi quotidien de l'atropine ou de l'extrait de belladone donne une vision passable. J'ai plusieurs malades dans ce cas ; ils font usage journellement de belladone depuis plusieurs années, et leur vue est assez bonne , suivant le degré de leur affection , pour se conduire seuls , travailler et même lire. Jamais je n'ai remarqué aucun inconvénient sur la rétine de l'emploi de la belladone (1). Je me garderais bien de proposer l'opération à ces malades.

> Un tiens vaut, ce dit-on , mieux que deux tu l'auras,
>
> LA FONTAINE. — *Le petit Poisson et le Pêcheur.*

La belladone a d'autant plus d'action qu'il n'y a point ou qu'il y a peu de synéchie. Quand il y a synéchie complète , la belladone n'a aucune vertu.

Quand il n'y a pas bien longtemps que l'inflammation qui a donné lieu à la fausse cataracte est dissipée , il est convenable, en même temps qu'on emploie la belladone , de donner le calomel à dose quotidienne jusqu'à salivation , 0,05 à 0,30 , suivant l'âge et le tempérament. Quand la salivation est arrivée , on peut le remplacer par des doses quotidiennes d'émétique , 0,01 à 0,03, ou bien sulfate de soude , 15 à 30. Le pronostic de ces fausses cataractes partielles est bien différent de celui des cataractes vraies commençantes. Dans ces dernières , vous pouvez prédire la cécité au consultant ; tandis que dans les fausses cataractes partielles , il n'y a pas à craindre d'augmentation dans le trouble de la vision, à moins d'une nouvelle inflammation. On peut hardiment pronostiquer le *statu quo* , si l'affection est ancienne , et une amélioration, si elle est récente ; car les taches capsulaires récentes ont de la tendance à se ratatiner , à diminuer , même à disparaître par les seuls efforts de la nature. Voilà les cataractes que guérissent les charlatans par des moyens médicaux. Si la fausse cataracte est complète , il n'y a d'autre ressource que l'opération , et l'extraction est encore la méthode que je préfère. Mais là , il y a plus de difficultés que dans l'extraction de la cataracte vraie. Il faut souvent se servir de pinces , de petits crochets à pu-

---

(1) J'emploie de même la belladone dans des cas d'albugo masquant une partie ou la totalité de la pupille , et les malades sont enchantés du degré de vision que cela leur procure.

pilles artificielles, et ne pas craindre souvent de faire des pertes de substance dans l'iris du côté de la pupille. Bien entendu qu'on extrait le cristallin, qu'il soit sain ou non.

2° *Cataracte fausse consécutive ou secondaire.* — C'est celle qui survient après une opération de cataracte, le plus souvent à l'aiguille. Elle peut aussi survenir à la suite d'une lésion traumatique. Un coup de canif, par exemple, pénètre par la cornée jusqu'au cristallin ; la capsule s'enflamme, s'opacifie ; le cristallin, au contact de l'humeur aqueuse, disparaît entièrement ou partiellement, par absorption, et il reste une opacité de la capsule comme après une opération à l'aiguille suivie de ce résultat. Si la cataracte fausse consécutive est partielle et présente des lacunes ou fenêtres, et que le cristallin soit disparu par absorption, je me conduis comme dans la cataracte fausse primitive partielle. Si l'affection est encore récente et qu'il y ait un cristallin opaque derrière les lacunes de la capsule opaque, j'attends quelque temps avant d'opérer et j'aide la nature par le calomelas, etc. Si l'opacité est complète et ancienne, il est à peu près certain qu'il n'y a plus de cristallin ou qu'il n'en reste qu'un petit noyau. J'opère alors par extraction, mais par extraction scléroticale. Je fais une ponction avec un couteau lancéolaire à la partie externe du globe, le long du trajet de l'artère ciliaire longue, et un peu au-dessus du diamètre de l'œil, pour éviter cette artère, de peur d'hémorrhagie ; j'introduis ensuite par la plaie un petit crochet à pupille artificielle, et je détache la fausse membrane de son adhérence à la marge de l'iris, la roule sur l'extrémité du crochet et l'entraîne au dehors. S'il restait un noyau de cristallin, je le diviserais ou le déplacerais. Mais s'il y avait atrésie pupillaire ou étroitesse considérable, je pratiquerais une pupille artificielle par iridecto-médialysis.

Pourquoi préféré-je l'extraction par la sclérotique ? C'est que j'ai remarqué que ces plaies guérissaient fort bien, quand même la difficulté de l'opération aura nécessité l'entrée de plusieurs instruments, crochets, pinces ou palettes. Par la cornée, au contraire, l'introduction répétée et le contact des instruments produit sur les bords de l'incision cornéale une véritable contusion, qui peut s'opposer à la réunion par première intention, et donner lieu aux accidents que nous avons déjà indiqués à la suite du mâchement de la plaie de la cornée.

Avant ces opérations , de même qu'avant celles de la cataracte vraie , il faut avoir soin d'employer la belladone, quand même il y aurait synéchie complète , parce que la tendance qu'a l'iris à se contracter, après l'emploi de ce médicament, aide les instruments dans l'arrachement de la fausse membrane (1).

III. CATARACTE MIXTE. — Elle est constituée par l'opacité de la capsule et du cristallin ensemble (2). On peut la diviser en primitive et en consécutive.

1° *Cataracte mixte primitive.* — Il est clair qu'un individu atteint de taches capsulaires , suite d'inflammation avec synéchie postérieure, n'est pas exempt d'avoir, dans un temps plus ou moins reculé , une cataracte vraie ; de même que l'individu atteint de cataracte vraie , commençante ou complète , n'est pas exempt d'inflammation de l'iris et de la capsule , et , par conséquent , de taches et de synéchies capsulaires. Aussi rencontre-t-on assez fréquemment la cataracte mixte primitive.

La plupart du temps , la cataracte mixte primitive est accompagnée de synéchies postérieures plus ou moins nombreuses. Mais il arrive quelquefois qu'il n'y a pas de synéchies et que la pupille est parfaitement libre , bien qu'elle présente des taches plus ou moins nombreuses. Nous avons donné la raison de ce phénomène, en parlant de la fausse cataracte pyramidale ; mais nous n'avons pas expliqué par quel mécanisme des opacités de la capsule, touchant le bord pupillaire , sont exemptes d'adhérence. C'est le même fait et la même explication pour les cataractes fausses et les cataractes mixtes. Dans l'iridocapsulite , il y a toujours contraction de la pupille plus ou

---

(1) Il est des fausses cataractes partielles qui laissent des espaces assez grands pour le passage de la lumière , et la belladone est tout-à-fait inutile ; au surplus, dans ce cas , les malades réclament peu nos soins.

(2) Si la capsule est généralement opaque dans tous les points , il est évident qu'on ne peut savoir si on a affaire à une fausse cataracte ou à une cataracte mixte ; mais peu importe , puisque la méthode de traitement est la même, et que, dans l'un et l'autre cas, il faut toujours extraire le cristallin, qu'il soit opaque ou transparent. Quand l'affection est le résultat d'une cause traumatique , il est à présumer que le cristallin est opaque, ou bien qu'il n'existe plus , ayant été résorbé, comme nous l'avons expliqué plus haut , par son contact avec l'humeur aqueuse.

3

moins prononcée ; de la lymphe plastique est secrétée et unit le bord de la pupille à la capsule par des points plus ou moins multipliés. Eh bien ! si l'inflammation ne dure pas longtemps , et si , surtout , on a employé la belladone ( ce qu'on ne doit jamais négliger en pareille circonstance), il arrive que les synéchies sont rompues par le fait même de la dilatation de la pupille , et des taches peuvent ainsi rester sur la capsule , libres d'adhérence. Il arrive même assez souvent qu'une portion de pigment de l'uvée est détachée de cette dernière et adhère aux taches de la capsule , en leur donnant une teinte brunâtre plus ou moins foncée, plus ou moins uniforme, plus ou moins partielle ou générale, suivant la quantité du pigment déposé. Quelquefois , la totalité ou la presque totalité de la capsule opaque est ainsi recouverte du pigment déposé par l'uvée , ce qui constitue la cataracte pigmenteuse de certains auteurs.

Quant au mode opératoire , ce que j'ai dit au sujet de la cataracte vraie et de la cataracte fausse peut servir à établir ce que l'on doit faire dans une cataracte mixte. Quand il y a peu ou point de synéchies, l'extraction se fait avec autant de facilité que si la cataracte était vraie et simple. Quand il y a beaucoup de synéchies ou synéchie complète , il faut souvent s'aider des petites pinces ou petits crochets pour terminer l'opération. Quelquefois même on est obligé de faire une perte de substance dans l'iris , et de pratiquer ainsi une pupille artificielle.

2° *Cataracte mixte consécutive.* — Elle peut être le résultat : — (*a*) D'une plaie perforante de la cornée, l'instrument ayant atteint en même temps la capsule et le cristallin. Très souvent le cristallin est atrophié , parce que ayant été en contact plus ou moins longtemps avec l'humeur aqueuse, il y a eu absorption d'une partie de sa substance (1). Je n'ai rien de nouveau à dire, pour l'extraction de cette cataracte ; — (*b*) D'une opération à l'aiguille,

(1) Quelquefois le cristallin a été complétement absorbé et il ne reste qu'une capsule opaque; c'est alors une fausse cataracte. Ici encore , le diagnostic est incertain à prononcer une fausse cataracte ou une cataracte mixte. Cependant on peut dire que lorsqu'il n'y a plus de cristallin dans un œil, sa chambre antérieure est ordinairement plus grande ; ce qui est très naturel , puisqu'il y a en moins derrière l'iris la place occupée par le cristallin. Il m'est arrivé de reconnaître quelquefois l'absence du cristallin par la grandeur de la chambre antérieure. Je l'annonçai un jour à plusieurs confrères et à soixante élèves en médecine de la ville de

quand le cristallin a été abaissé, qu'il est remonté et que la capsule n'a pas été bien lacérée par la pointe de l'aiguille et qu'elle s'est opacifiée par l'inflammation consécutive à l'opération. Dans ce cas, je ne pratique pas l'extraction par la cornée ; du moins, je ne l'ai pas pratiquée jusqu'à présent, parce que j'ai craint la sortie de l'humeur vitrée pendant l'opération. En effet, après les opérations à l'aiguille, il y a presque toujours un ramollissement du corps vitré, ou disjonction de ses cellules (synchisis), ce que l'on reconnaît au flottement de l'iris. C'est donc à l'aiguille que j'ai recours dans cette circonstance. D'ailleurs, un œil qui a bien supporté une première opération à l'aiguille en supporte encore mieux une seconde et une troisième. Peut-être, néanmoins, ma crainte est-elle chimérique ; et comme dans cette cataracte le cristallin est généralement atrophié, on pourrait faire à la cornée une incision plus petite. Il m'est arrivé quelquefois, dans cette espèce de cataracte, d'extraire la capsule opaque par la sclérotique et d'abaisser le cristallin. Mais aussi dois-je avouer de suite que c'est par erreur de diagnostic (erreur bien permise, du reste, comme on va le voir) qu'il m'est arrivé de me conduire ainsi. Un exemple en sera la meilleure explication. M$^{me}$ Ferray, de Louvetot (Seine-Inférieure), avait été opérée par moi, le 11 juin 1849, de deux cataractes par abaissement. L'opération réussit parfaitement de l'œil droit ; à l'œil gauche, au contraire, il y eut réascension du cristallin le lendemain de l'opération, inflammation consécutive, — et enfin formation d'une fausse cataracte consécutive. (J'avais cru plus tard à l'absorption du cristallin.) Du reste, l'opérée, étant borgne, était contente, se promenait et lisait fort bien les enseignes des boutiques sans le

---

Rennes, venus pour assister à une opération nouvelle alors et qu'ils n'avaient jamais vue : une extraction scléroticale que je pratiquai sur le nommé Jumel, de Saint-Malo-de-Phyly, le 11 mars 1846. Cet homme, âgé de 68 ans, avait été opéré par abaissement ; il y avait plusieurs années à l'Hôtel-Dieu de Rennes ; il s'était formé une fausse cataracte, et on l'avait renvoyé chez lui comme incurable ; il récupéra une bonne vision par l'opération que je lui fis. Chez cet homme, la chambre antérieure était tellement vaste, que j'osai annoncer qu'il n'y avait plus de cristallin. Mon annonce se vérifia. La même chose m'arriva encore chez M$^{me}$ Adam, rue Lécuyer, n° 4, que j'opérai l'année dernière à Rouen. Mais d'autres fois, je me suis trompé, comme on le verra bientôt ; finalement, on peut le prédire, mais hypothétiquement.

secours d'aucuns verres. Tout-à-coup, sous l'influence d'une émotion morale vive (miaulement d'un chat tourmenté par des enfants), il y eut un hypopion , iritis, rétinite, finalement amaurose. L'iris fut malade presqu'un an. Cette femme était redevenue aveugle. Je me décidai à opérer l'œil gauche, dont la rétine était saine. Je pensais, comme je l'ai déjà dit, que la capsule opaque existait seule et que le cristallin était disparu par absorption, comme cela arrive souvent en pareil cas. Le 29 juin 1850 , je me décide pour l'extraction scléroticale. Après la ponction faite avec un couteau lancéolaire, suivant les règles indiquées plus haut , j'introduis un crochet pour extraire la capsule opaque ; mais je rencontre en même temps un cristallin d'un demi-volume ordinaire. Je ne puis extraire qu'une partie de la capsule. Je déchire le reste avec un crochet, puis ensuite j'introduis une palette (aiguille très large et sans pointe) et j'abaisse le petit cristallin. L'opération réussit , quoique non complétement , il est vrai ; mais, enfin, la malade se trouve encore heureuse , car elle se conduit seule , peut coudre et même lire de gros caractères. Une portion de la capsule opaque est restée , mais il existe de nombreuses lacunes transparentes, et, par le moyen de la dilatation pupillaire artificielle par la belladone , la malade jouit d'une vue passable. On pourrait certainement améliorer cette vue par une nouvelle opération ; mais je m'en garderais bien : car lorsqu'on a les trois quarts de la vue ou même la moitié, il ne faut pas la risquer pour avoir l'entier ; — (c) D'un grain de plomb de chasse ou autre corps analogue entré dans l'œil par la sclérotique et ayant frappé le cristallin. La plupart du temps, cette lésion s'accompagne d'accidents formidables, et, enfin , se termine par la perte de la vue; — (d) D'une commotion, d'une chute d'un lieu élevé, coup de poing sur la tête, sur l'œil ou autre lésion analogue. Dans ce cas, le cristallin est déchatonné avec sa capsule, et il n'y a pas de synéchie; jamais, non plus , il n'y a absorption (ou bien il faudrait des années), et il n'y a pas autre chose que ratatinement et desséchement du cristallin, qui diminue ainsi de volume. Quand il y a plusieurs années que l'accident est arrivé, le cristallin peut être reduit à la moitié, au tiers de son volume , et en dilatant la pupille par la belladone, on peut faire voir quelque peu les malades. L'extraction de cette espèce de cataracte doit être très facile ; je n'en ai jamais fait, parce qu'il n'y a pas longtemps que je pratique l'extraction , et que , depuis que j'ai adopté cette méthode , je n'ai point rencontré de ces cas ; mais j'en ai rencontré plusieurs , autrefois , que j'ai opérés par l'aiguille (1).

Je terminerai par les deux observations suivantes , qui sont des cataractes mixtes consécutives par commotion. Je les cite à cause du genre de lésion qui les accompagnait ( absence traumatique de l'iris), fait tellement rare, qu'il est contesté par certains oculistes qui ne l'ont pas vu. Quoique cela ne rentre pas précisément dans la question , je crois que les confrères qui me liront me sauront gré de leur faire connaitre ces deux faits aussi rares que curieux.

Je transcris les notes telles que je les ai prises à cette époque.

### Cas remarquable de l'absorption traumatique de l'iris complète avec formation d'une cataracte.

M<sup>me</sup> Gibory, à Tauville , canton de Séez, 66 ans , reçut , il y a six mois , un coup de corne de vache à la partie inférieure du globe de l'œil. Il n'y eut pas d'hémorrhagie ; mais il arriva une forte inflammation de l'œil droit, et par suite la privation de la lumière dans cet œil. Depuis un mois environ, quelques rayons lumineux peuvent pénétrer jusqu'à la rétine par le fait d'un commencement d'absorption du cristallin ; de sorte que , dans certaines positions, la malade perçoit indistinctement quelques objets.

Etat physique de l'œil le 5 avril 1845 , jour où la malade vint me trouver pour être opérée : légère atrophie du globe de l'œil; vide assez considérable entre la partie inférieure du globe de l'œil et la paroi inférieure de l'orbite ; absence la plus complète de l'iris ; cristallin complétement opaque, d'un blanc sale, beaucoup plus large que la cornée , nageant pour ainsi dire dans le globe de l'œil qui lui communique des mouvements ; paraissant être d'une consistance ferme. Quand l'œil est immobile et la

---

(1) Je ne parle pas des luxations traumatiques sous-conjonctivales du cristallin , accident que j'ai rencontré deux fois en la même année ; mais on ne peut appeler cela cataracte. Tout médecin qui reconnait la nature de la tumeur sous-coujonctivale trouve en même temps l'opération à faire : une simple incision donne issue au cristallin.

malade debout ou assise, le cristallin, par son propre poids, descend à la partie inférieure de l'œil ; un tiers du cristallin se trouve caché par la sclérotique ; les deux autres tiers sont visibles derrière la cornée qu'ils masquent complétement, moins peut-être le douzième supérieur de la circonférence de la cornée, par où passent quelques rayons lumineux ; et c'est en abaissant légèrement la tête, que la malade peut apercevoir indistinctement quelques objets situés en haut. Après avoir examiné cet œil et réfléchi avec attention, je n'ai point cru devoir procéder à aucune opération.

1° Pour faire l'extraction, il eût fallu faire une incision très étendue à la cornée, et l'humeur vitrée, n'ayant plus l'iris pour lui servir de barrière, se serait assurément écoulée.

2° Quant à l'abaissement, le volume considérable du cristallin et l'absence d'une forte partie de l'humeur vitrée, ce qui est prouvé par les mouvements étendus du cristallin dans l'œil, ne pouvaient permettre un heureux résultat.

3° Le broiement par le kératonyxis eût pu être exécuté, si la densité de la cataracte ne s'y fût opposée. Pensant en outre qu'après chacune de ces opérations il peut survenir des accidents qui fassent perdre irrévocablement l'usage de l'œil, et sachant aussi que depuis un mois le cristallin s'absorbait progressivement, je me suis borné à aider la nature dans son travail d'absorption, en faisant faire des frictions mercurielles autour de l'orbite et en donnant le calomel à l'intérieur jusqu'à salivation.

L'œil gauche de la malade était atteint d'une cataracte commençante qui lui permettait de se conduire seule (1).

Je n'ai jamais revu cette femme.

Observation troisième sur l'absorption de l'iris (2).

M<sup>me</sup> Gosselin, âgée de 53 ans, lingère, place Saint-

---

(1) Quoique reçu docteur en médecine depuis huit ans, je débutais à cette époque dans la spécialité ophthalmologique, et si j'avais eu alors la connaissance et l'expérience que j'ai actuellement, j'aurais certainement tenté une opération à l'aiguille, qui aurait pu être couronnée de succès, l'absence de l'iris étant une raison pour qu'il n'y eût pas d'inflammation.

(2) Je viens de voir sur ma note le mot *troisième*. Cela m'intrigue, puisque cela indique que j'aurais observé trois fois l'absorp-

Hilaire , n° 9 , à Rouen : cataracte très volumineuse à gauche, avec absorption presque complète de l'iris, dont il n'existe qu'une partie très mince et à peine, visible du côté temporal. La structure en oignon du cristallin opaque est très visible. Il y a un an que la vue a diminué dans cet œil , et depuis trois semaines la vue est abolie , sauf la perception de la lumière.

A droite, même affection. Reçu un coup de morceau de bois il y a douze ans ; cataracte consécutive , perte de vision. Il y a trois mois , recouvrance d'un peu de vision, ce qui s'explique par ce qui suit : absorption de l'iris complète au côté nasal, incomplète au côté temporal ; cataracte luxée d'avant en arrière et latéralement ; diminution de toute la lentille qui remue dans le globe. Une grande quantité de lumière entre dans un espace laissé libre par le côté temporal, un tout petit peu par un espace très étroit du côté nasal , et en faisant regarder la malade

---

tion traumatique de l'iris ; et cependant , je ne me souviens d'aucune circonstance de ce genre. Néanmoins je cherche dans mes papiers , et je trouve : « Deuxième observation d'absorption traumatique de l'iris , mais partielle. » Je transcris mot-à-mot :

Le nommé Aurière, cultivateur à Torcé, a reçu, il y a quelques mois, un coup de corne de vache à l'œil gauche. La vue fut à l'instant à peu près abolie ; il survint une inflammation oculaire qui fit peu souffrir le malade , lequel fit peu de remèdes (une seule application de sangsues , je crois). Il se présente à moi le 5 avril 1846 ; l'œil est injecté plus particulièrement du côté interne, où le coup a été reçu (il n'y avait point eu d'hémorrhagie au moment de l'accident, ni de plaie apparente ) ; un cercle péricornéen d'un rouge bleu livide indique une congestion choroïdienne. La pupille présente la forme ci-dessus ; elle est d'un beau noir , et il est évident que l'iris manque dans ce point. La vision est abolie ; il y a néanmoins perception de l'ombre de la main passant devant l'œil. Par un trou d'épingle dans une carte il n'y a pas possibilité de vision. Il y a donc amaurose à peu près complète. Je prescris un traitement antiphlogistique et fondant.

Je désirerais revoir ce malade. Cette observation vient confirmer la précédente. On ne peut pas dire dans ce cas que l'iris est caché par la sclérotique. Au reste, dans la première observation, il n'y a pas besoin d'une grande habitude de diagnostic oculaire pour voir que l'iris manque complétement ; et je soutiens que dans la plus grande dilatation de la pupille, l'iris est par conséquent plus épais, et qu'il n'y a pas assez d'espace entre le cercle ciliaire et le bord de la sclérotique pour le masquer complétement, surtout quand on examine l'œil de profil. Il est donc démontré à mes yeux que l'iris peut s'absorber quelquefois complétement aussi bien que partiellement.

par le trou d'une épingle dans une carte noire , elle peut lire , ce qu'elle ne fait pas auparavant. Il y a diplopie , ce qui s'explique par les deux espaces libres ; nystagmus des deux côtés datant de l'âge de six mois , ayant une peur pour cause , dit la malade. Le 13 septembre 1848 , j'opère l'œil gauche par broiement ; l'opération est facile. Le 14, pas d'inflammation consécutive. Le 15 , idem, pas même à l'endroit de la ponction. Aux premiers jours de décembre , les deux tiers de la lentille sont absorbés, et l'œil distingue tous les objets (1).

Bien entendu qu'avant d'opérer toute espèce de cataracte, on doit s'assurer du résultat de la rétine. Quand ce sont des cataractes vraies et qu'il y a mobilité de l'iris, les malades ont la sensation de la nuit et du jour ; on peut être certain de l'intégrité de la rétine. Mais dans le cas d'immobilité de la pupille avec ou sans synéchie , on doit faire ce qui suit : on place le malade devant une fenêtre ; on lui place un tampon de linge sur un œil ( celui qu'on n'expérimente pas ) et on fait passer devant l'autre œil ( celui qu'on expérimente) la main ou même un chapeau.

---

(1) La rédaction de cette observation est écourtée et un peu obscure. J'avais pris ces notes provisoirement, ayant l'intention de les publier avec détail. Le fait était récent, ma mémoire m'aurait suffi ; mais ayant négligé de le faire, je donne ce que je possède actuellement et je le transcris textuellement : Plusieurs mois après l'opération, l'absorption fut complète et le succès très beau. Mᵐᵉ Gosselin voit très bien à lire et à écrire avec des verres à cataractes ; elle voit encore mieux avec une loupe d'horloger, sur l'extrémité de laquelle ( extrémité vide ) on applique un papier noir percé d'un trou à son centre. Ce papier noir remplace l'iris manquant, et s'oppose à l'aberration de sphéricité. Mais comme il faut un certain travail de l'œil affecté, comme nous avons vu, de nystagmus, pour que le centre de l'œil se place bien vis-à-vis le trou du papier, il en résulte une fatigue assez forte, et Mᵐᵉ Gosselin a renoncé à ce moyen, puisque les verres convexes lui suffisent. Nous avons vu qu'il n'y avait pas eu la moindre inflammation consécutive, ce que j'attribue particulièrement à l'absence de l'iris.

L'aspect de l'œil est tout-à-fait singulier. Mon ami le docteur Vauquelin, médecin-oculiste à Paris, a examiné cette dame, et reconnu comme moi l'absence complète de l'iris. Depuis plus d'un an, les lacunes transparentes qui existaient dans la masse opaque cristalline (œil droit) n'existent plus ; il y a opacité générale, et elle ne voit plus de cet œil. Elle avait le désir de se faire opérer dernièrement ; mais je ne le lui ai pas conseillé, parce que (chose que j'ai oublié de signaler ) cet œil est dévié en dehors ( strabisme divergent), et que probablement l'opération suivie de succès donnerait lieu à une diplopie.

Si la rétine est saine, le malade verra l'ombre de l'objet passer. S'il ne la voit pas, il y a paralysie, et il ne faut pas opérer. Mais il faut se méfier de certains malades qui, dans le désir d'être opérés, diraient qu'ils voient l'ombre quand ils ne voient rien. Aussi, dans les cas douteux, c'est quand je ne passe rien devant l'œil que je leur demande s'ils voient passer quelque chose, *et vice versâ*. Il y a des oculistes qui ont avancé que dans les cataractes très molles, qui sont volumineuses et touchent la face postérieure de l'iris, les malades peuvent ne pas voir les ombres des objets qu'on passe devant les yeux, quoiqu'il n'y ait pas de paralysie oculaire. Mais moi, j'affirme que cela n'est pas, et qu'un cataracté, n'importe de quelle cataracte, s'il a la rétine saine, verra les ombres, même les paupières fermées.

Je ne crois pas qu'il était dans la pensée de l'Institut d'obtenir des concurrents l'histoire complète des cataractes. J'ai déjà cité des ouvrages modernes où cette histoire est parfaitement présentée. On peut particulièrement consulter l'excellent livre du docteur Caron du Villards sur la cataracte et les causes qui font échouer l'opération. J'ai la conviction que l'Institut n'a pas voulu de compilation, mais a désiré seulement connaître l'opinion personnelle des concurrents, et s'assurer du progrès fait récemment dans le diagnostic, le pronostic et le traitement de la cataracte.

---

### À Monsieur le Consul de Portugal au Havre.

Rouen, le 15 septembre 1850.

Monsieur le consul,

Je suis vivement affecté que ma première lettre, qui contenait la description de mon procédé contre l'ophthalmie purulente, ait été égarée ; non point à cause de la nécessité pour moi de recommencer cette description, mais à cause du bien, peut-être, que ma méthode aurait pu faire, si elle eût été appliquée depuis quelques mois. C'est donc avec plaisir que je vais me rendre au désir de Son Excellence le ministre de la guerre, et lui expliquer mon invention. Je tâcherai d'y apporter toute la clarté nécessaire.

Je n'ai pas besoin de parler du diagnostic de l'ophthalmie purulente. Cette terrible affection est trop facile à reconnaître. Cependant, pour plus de précision, je diviserai cette maladie en trois périodes.

Première période : L'œil est rouge, les paupières un peu tuméfiées ; il n'y a pas ou peu de sécrétion. Cette période pourrait encore être confondue avec le début d'une ophthalmie catarrhale ou granuleuse aiguë grave.

Deuxième période : La purulence atteint bientôt son plus haut degré ; les paupières sont énormément tuméfiées ; il s'écoule de leur commissure une quantité considérable et continue d'un pus épais, en tout semblable à celui de la blennorrhagie. Quand on essaie d'entr'ouvrir les paupières, des flots de pus s'écoulent sur les joues ; il y a chœmosis, et la cornée ne tarde pas à présenter des ulcérations, perforations, hernies de l'iris, etc. Il est impossible de méconnaître l'ophthalmie purulente à cette période.

Troisième période : Le pus diminue progressivement en devenant de plus en plus clair ; les paupières se dégorgent peu à peu, quoique devenant plus dures ; sur leur surface conjonctivale pullulent et poussent des granulations qui, si on n'y apporte remède, frottent la cornée, la dépolissent, y font naître des pannus qui abolissent la vision, si déjà, ce qui n'arrive que trop souvent, la cornée n'a pas été détruite et la vision abolie pour toujours lors de la deuxième période.

Le temps qui s'écoule de la première à la deuxième période est tellement court, que c'est presque toujours à la deuxième période que les malades viennent réclamer des soins. J'habite une ville, Rouen ( Seine-Inférieure ), où malheureusement sévit quelquefois l'ophthalmie purulente. Depuis longtemps j'avais renoncé à l'usage de la pierre infernale ( azotate d'argent fondu ) à cause de quelques insuccès tant dans ma pratique que dans la pratique de chirurgiens habiles à manier cet agent caustique, et j'avais adopté une autre méthode qui réussissait toujours à arrêter le pus, mais qui avait de grands inconvénients chez les enfants ( nous le verrons plus loin ). Je regardais et je regarde encore la pierre infernale comme n'ayant qu'une action très superficielle. En effet, quand on a passé la pierre infernale sur la muqueuse palpébrale, on obtient bientôt un escharre ; cet escharre constitue lui-même un corps étranger qui s'oppose à une action plus profonde du médicament. Si on insiste à promener longtemps la pierre infernale, la cornée courrait de grands dangers, surtout quand le chirurgien n'est pas très habitué à ce genre d'opération. La méthode que j'adoptais alors consistait à promener sur la muqueuse palpébrale un crayon de sulfate de cuivre, non pas vivement et en une seconde, comme on le fait ordinairement, à l'instar de la pierre infernale, mais au contraire lentement pendant près d'une demi-minute et quelquefois plus, sans m'occuper nullement de la cornée, qui est invulnérable au sulfate de cuivre. C'est qu'aussi je ne regarde pas le sulfate de cuivre comme un caustique, mais bien comme un styptique. La couleur verdâtre qu'on observe sur la muqueuse après son contact n'est point un escharre, mais une imbibition du sulfate du cuivre dans le tissu de la muqueuse ; il en résulte que le sulfate de cuivre, ne déterminant pas d'escharre, pénètre profondement les tissus, les modifie et arrête à coup sûr la purulence, but désiré dans l'ophthalmie purulente, puisque c'est à la présence du pus qu'est dû le ramollissement et la perforation de la cornée. J'obtenais par ce moyen d'application du sulfate de cuivre des résultats satisfaisants chez les adultes. Mais voici ce qui arrivait chez quelques enfants, quand on me les amenait la cornée étant déjà ulcérée profondément : les cris poussés par ces enfants, leurs efforts de contraction des paupières pour éviter le pansement, les efforts que je faisais moi-même pour écarter les paupières et appliquer le sulfate de cuivre, amenèrent plus d'une fois la rupture des ulcérations de la cornée, la hernie de l'iris, un staphilôme, et finalement la perte de la vue (1). C'est alors que je cherchai un autre moyen d'arrêter le pus par le sulfate de cuivre. Pénétré de cet aphorisme : *Corpora non agunt, nisi sint soluta*, je me dis : le crayon de sulfate de cuivre n'a d'action que parce qu'il rencontre des tissus humides qui favorisent sa dissolution ; ne pourrait-on pas employer une solution bien concentrée, au maximum peut-être ? Aussi je fis une solution au maximun de sulfate de cuivre : eau, 4 ;

---

(1) Il faut ajouter que la vue n'est pas toujours irrévocablemen perdue ; qu'on parvient quelquefois à diminuer l'épaisseur du staphylôme, à démasquer tout ou partie de la pupille, dont on peut augmenter l'étendue par l'emploi de la belladone ; d'autres fois, on peut rétablir la vue par une opération de pupille artificielle.

sulfate de cuivre, 1. Toutes les 6 heures je faisais renverser l'enfant la tête en arrière ; on laissait tomber dans la fossette résultant de l'angle oculo-nasal quelques gouttes de la solution , et on maintenait ces quelques gouttes en équilibre jusqu'à ce que l'enfant , par le désir de savoir ce qui se passe autour de lui, entr'ouvrait l'œil ; immédiatement la solution inondait l'œil , et le tour était fait. On avait soin auparavant de bien nettoyer les yeux avec de l'eau tiède additionnée de vinaigre , et de les essuyer. J'obtins par ce moyen des succès merveilleux ; et ce procédé , que je n'avais mis en usage que pour les enfants , fut appliqué par moi aux adultes , et avec des guérisons beaucoup plus promptes que par le crayon de sulfate de cuivre. J'ai vu en 24 heures arrêter par ce moyen l'écoulement purulent le plus considérable. Je recherchai de suite pourquoi une solution au maximum de sulfate de cuivre donnait de meilleurs résultats que le sulfate de cuivre en nature , et voici ce que je trouvai : pour obtenir une solution de 1 gramme de sulfate de cuivre dans 3 grammes 1/2 ou 4 grammes d'eau , il faut plus de 24 heures. Il est donc évident que, lorsqu'on promène un crayon de sulfate de cuivre sur la conjonctive pendant quelques secondes , les liquides et parties humides de l'œil ne se saturent pas de sulfate de cuivre. En employant, au contraire , une solution saturée de sulfate de cuivre , on obtient un effet beaucoup plus énergique.

Ainsi , quand une ophthalmie purulente à la deuxième période se présente à moi , je prescris un collyre d'une solution saturée de sulfate de cuivre : eau , 4 grammes ; sulfate de cuivre, 1 gramme. Si c'est une personne raisonnable , on nettoie les yeux comme il faut , on entr'ouvre les paupières , et on laisse tomber dans les yeux quelques gouttes du collyre toutes les 6 heures. Si c'est un enfant ou une personne pusillanime , on fait comme j'ai indiqué plus haut. Au bout de 24 heures , le pus est arrêté ou bien diminué. On diminue alors la force du collyre de moitié : eau , 4 grammes ; sulfate de cuivre, 0,50 centigrammes. Le troisième jour, si le mieux persiste : eau , 4 grammes ; sulfate de cuivre , 0,25 centigrammes ; ensuite : eau , 4 grammes ; sulfate de cuivre, 0,25 centigrammes , et toujours en diminuant jusqu'à ce qu'on arrive à eau , 4 grammes ; sulfate de cuivre , 0,02 centigrammes, dose qu'on peut continuer jusqu'à guérison radicale. Quand le pus persiste plus de 24 heures, on continue la solution au maxiimum proportionnellement, et on diminue ensuite la force du collyre suivant aussi la décroissance de la purulence. Il est bon d'observer qu'il serait dangereux de continuer la solution concentrée après la suppression de la purulence. Ainsi, tant que l'œil est dans la deuxième période, il est trop malade pour que la solution concentrée puisse être absorbée et portée sur les parties profondes de l'œil ; mais quand l'œil est sorti de la purulence, qu'il marche vers la guérison, ou qu'il en est près, il serait imprudent d'employer une solution si concentrée, qui pourrait être absorbée, conduite dans les parties profondes de l'œil et y déterminer des désordres. Il est essentiel de rappeler ici qu'il y a peu ou point d'absorption sur les muqueuses malades, mais qu'il y a beaucoup d'absorption sur les muqueuses saines.

Quand, ce qui est rare, un malade se présente à la première période, je n'emploie pas la solution concentrée. Une dose de : eau, 4 grammes ; sulfate de cuivre, 0,02, 0,05, 0,10, 0,25 centigrammes, suivant que la première période est plus ou moins proche de la deuxième, suffit souvent pour juguler la maladie. Si la purulence se développait, on aurait recours à la solution concentrée comme il a été expliqué.

Quant à la troisième période, granulations, pannus, etc., je n'emploie qu'un collyre de 0,02 centigrammes sulfate de cuivre ; eau, 4 grammes. J'excise les granulations ; je les touche au crayon de sulfate de cuivre ou de pierre infernale (1), suivant les circonstances ; finalement, je me comporte à cette période à peu près comme tous les oculistes, si ce n'est que quand je me sers du sulfate de cuivre, je le tiens en contact des granulations beaucoup plus longtemps que mes confrères, une demi-minute au moins, et je m'en trouve bien.

Je termine en exprimant le désir que ma méthode soit

---

(1) A cette époque, j'employais encore quelquefois, mais rarement, la pierre infernale. Aujourd'hui c'est extrêmement rare quand j'y ai recours, à moins qu'il n'y ait ectropion ; encore faut-il, dans ce cas, traiter les granulations par le sulfate de cuivre, et n'employer la pierre infernale que si l'ectropion persiste après la guérison des granulations ; car si on réduisait l'ectropion par une ou plusieurs cautérisations profondes à la pierre infernale avant la disparition des granulations, on pourrait voir se développer par la suite un entropion après la guérison des granulations.

expérimentée, et en faisant des vœux pour qu'elle soit couronnée de succès , en empêchant bien des malheureux purulo-ophthalmiques de perdre la vue.

J'ose espérer que Son Excellence le ministre de la guerre sera assez bon pour me faire connaître les résultats de cette expérimentation.

Veuillez agréer, etc.

(1)

J. LEPORT,

D. M. P.

---

(1) Le traitement ci-dessus n'est applicable qu'à l'ophthalmie purulente, dite purulente granuleuse, purulente égyptienne, purulente blennorrhagique. Il ne faut pas la confondre avec l'ophthalmie purulente des nouveau-nés. La première frappe les yeux de tout âge, et est reconnaissable aux signes que nous avons indiqués plus haut : écoulement considérable d'un pus épais et verdâtre ; gonflement et tension considérable des paupières, qui en sont luisantes et d'un rouge plus ou moins violacé ; rougeur très vive de la muqueuse oculo-palpébrale, dont l'aspect est villeux et granuleux, cornée très brillante ; douleur vive, surtout au toucher ; œil bientôt détruit, quelquefois en quarante-huit heures, si on n'y apporte un prompt et efficace remède. Très souvent les deux yeux n'ont pas été pris en même temps ; quelquefois un seul œil est affecté. On trouve toujours la cause , qui est la contagion par contact ou infection, ou bien l'existence antérieure de granulations. L'ophthalmie purulente des nouveau-nés ne frappe le plus souvent, comme son nom l'indique, que les enfants nouveau-nés. Les deux yeux sont toujours pris à la fois. Le pus est aussi en grande quantité , mais moins verdâtre ; les paupières sont molles , peu gonflées et point douloureuses. La muqueuse oculo-palpébrale est d'un rouge pâle ; la cornée est terne. L'affection peut durer plusieurs semaines sans qu'il y ait destruction des yeux. Quand la terminaison doit être fatale , on voit la cornée se désorganiser de l'intérieur à l'extérieur ( tandis que c'est le contraire dans l'ophthalmie purulente égyptienne) ; elle n'est pas contagieuse. Les enfants qui en sont atteints sont généralement faibles et d'une mauvaise constitution, à laquelle on doit rapporter la cause de la maladie plutôt qu'au contact des yeux de l'enfant aux parties génitales de la mère lors de l'accouchement. Mais tous les enfants nouveau-nés qui ont une ophthalmie purulente n'ont pas toujours celle-ci , à laquelle je voudrais donner un nom et que j'appellerais volontiers *purulente idiosyncrasique.* Ils peuvent aussi avoir l'ophthalmie purulente égyptienne ou blennorrhagique par l'infection d'autres individus infectés eux-mêmes, ou bien par leur passage dans un vagin atteint de blennorrhagie. De même , des enfants qui ne sont pas nouveau-nés, mais âgés de quelques années, peuvent avoir, par suite de leur mauvaise constitution , ou à la suite de certaines maladies , comme la rougeole, une ophthalmie purulente idiosyncrasique. Enfin, il y a quelques cas mixtes où la constitution et la contagion semblent agir de concert ; c'est dans cette circonstance que le praticien se trouve embarrassé et hésite avant de choisir le genre de traitement. En effet, dans l'ophthalmie purulente idiosyncrasique des nouveau-nés , la désorganisation de l'œil mar-

## A M. le Président du Conseil de Santé de l'armée du Portugal.

Rouen, le 10 Juin 1851.

Monsieur et très honoré confrère ,
Je vous remercie sincèrement de l'honneur que vous

---

che de l'intérieur à l'extérieur ; il y a donc un travail morbide profond , et l'usage des collyres très astringents ou très styptiques aurait pour résultat l'aggravation du mal profond , quoique diminuant le mal extérieur (purulence). Dans les cas douteux, on doit agir avec circonspection et rechercher une relation des désordres avec la durée de l'affection. Par exemple, si la purulence existe depuis une ou plusieurs semaines et que les cornées soient saines , c'est l'élément idiosyncrasique qui domine, et on se conduira comme dans l'ophthalmie purulente idiosyncrastique. Si , au contraire, la purulence n'existe que depuis quelques jours, et que déjà il y ait perforation de la cornée, hernie de l'iris , c'est l'élément contagieux qui domine , et il faut agir vigoureusement : collyres de sulfate de cuivre très chargés, et même au maximum , comme nous l'avons indiqué : Disons maintenant quelques mots du traitement de l'ophthalmie purulente idiosyncrasique : il consiste à débarrasser, par des lotions fréquentes , les yeux du pus qui les inonde, et à n'employer que des collyres très peu astringents , de manière à ne pas diminuer brusquement la purulence. Ainsi, un collyre de : eau, 10 grammes, sulfate de cuivre, 2 à 3 centigrammes ; en outre , un régime fortifiant. Jamais, dans aucune ophthalmie purulente , on ne doit avoir recours aux émollients et aux cataplasmes ; et si je parle de cette proscription , c'est qu'il y a encore quelques médecins routiniers qui persistent dans cette médication désastreuse, qui accélère la désorganisation de la cornée.
Nous avons vu que l'ophthalmie purulente pouvait communiquer seulement l'ophthalmie granuleuse, et que l'ophthalmie granuleuse pouvait communiquer l'ophthalmie purulente, ou se terminer elle-même par cette dernière forme. La théorie conduirait donc à penser qu'il y aurait des ophthalmies granulo-purulentes mixtes. La pratique vient confirmer cette supposition. En effet, il y a des ophthalmies avec granulations et avec sécrétion abondante d'une matière qui n'est ni le mucus de l'ophthalmie catarrho-granuleuse , ni le pus de l'ophthalmie purulente. Cette matière tient le milieu entre le mucus et le pus. Je donne à cette ophthalmie le nom de *puro-muqueuse*. Elle est beaucoup moins grave que l'ophthalmie purulente. Le traitement est variable suivant qu'elle touche de plus près à l'une des deux : purulente ou granuleuse. Quand elle est plus voisine de la granuleuse, j'emploie des collyres modérés : eau, 10 grammes ; sulfate de cuivre , 5 à 10 centigrammes. Quand, au contraire, elle est plus voisine de la purulente , j'emploie des collyres plus actifs : eau , 10 grammes ; sulfate de cuivre, 15 à 50 centigrammes. Si, comme il arrive quelquefois, l'ophthalmie puro-muqueuse tourne tout-à-fait à la purulence, j'applique le traitement de cette dernière. En outre, quand j'ai affaire à des gens raisonnables, je passe le crayon de sulfate de cuivre sur les granulations.

m'avez fait , en me faisant nommer membre correspondant de la Société des Sciences Médicales de Lisbonne ,
et il y a déjà longtemps que je vous aurais adressé mes
remercîments ; mais il n'y a que quelques jours que j'ai
reçu ma nomination , ainsi que les papiers qui l'accompagnent, par l'entremise de M. le consul général , quoique
cette nomination date du mois de janvier.

J'ai trouvé dans la dépêche une lettre d'un médecin de
l'hôpital de la rue Saint-Michel ; mais , par malheur , cette
lettre n'est pas terminée , de sorte que je ne connais pas
le nom de l'honorable confrère qui en est l'auteur , et
qu'aussi je n'ai pu connaître la totalité de sa pensée. Une
feuille de papier blanc a été substituée à la deuxième
feuille de la lettre. Cette substitution aura été faite sans
doute involontairement , soit à Lisbonne , soit à Paris ,
chez le consul , par la personne chargée du pliage des
papiers. Cependant, d'après ce que j'ai lu dans le commencement de la lettre qui m'est parvenue , il paraîtrait
que l'ophthalmie du Portugal ne présenterait pas la même
marche que l'ophthalmie purulente de Rouen : à savoir
qu'en Portugal les granulations précédent la purulence ,
tandis que dans ma ville la purulence se développe avant
les granulations. Alors l'auteur de la lettre , se fondant
sur cette différence , n'a pas cru devoir employer ma
méthode *jugulante*. Quoiqu'à Rouen , des individus, sains
jusqu'alors , ont été frappés d'ophthalmie purulente et
puis ensuite de granulations , il arrive souvent que des
individus atteints antérieurement de granulations , suite
d'ophthalmie granuleuse , sont atteints par contagion de
l'ophthalmie purulente ; je dirai même que ces individus sont plus aptes à recevoir la contagion que les individus sains antérieurement. Je dirai aussi que des
individus atteints d'ophthalmie purulente ont communiqué
à d'autres seulement l'ophthalmie granuleuse , et que ,
*vice versâ*, des individus atteints d'ophthalmie granuleuse
ont communiqué à d'autres l'ophthalmie purulente ; d'où il
résulterait que l'ophthalmie purulente et la granuleuse
peuvent produire des granulations avec simple formation
de muco-pus ou bien avec formation de véritable pus ,
suivant la constitution , l'habitation et l'alimentation de
l'individu. Ainsi , j'ai vu plusieurs fois toute une famille
atteinte ; un enfant , par exemple , contractait à l'école ou
à l'hospice une ophthalmie granuleuse , puis il infectait

ses frères , sœurs , père et mère , et il arrivait qu'un seul avait une ophthalmie purulente bien caractérisée , et les autres seulement une ophthalmie catarrho-granuleuse. Mais soit que le malade porteur d'ophthalmie purulente ait été atteint ou exempt primitivement de granulations , du moment qu'il y a purulence , j'emploie le procédé que j'ai eu l'honneur de vous exposer. Cette terrible maladie ne frappe presque jamais les gens riches de tous pays, ni même les gens pauvres des campagnes ; c'est donc à l'étroitesse du logement et à la malpropreté des vêtements que je l'attribue (1). C'est pourquoi, suivant moi, la pre-

---

(1) Il faut, en outre, que l'ophthalmie purulente ou granuleuse ait été importée primitivement dans le pays. Ainsi, à Rennes, où je suis resté environ une année et où j'ai donné mes soins à un grand nombre d'ophthalmiques, je n'ai jamais rencontré l'ophthalmie véritablement granuleuse ou purulente ; cependant les basses classes sont, dans cette ville, dans d'assez mauvaises conditions de logement. A Paris où nous avons dirigé un dispensaire qui recevait un assez grand nombre de maladies d'yeux , et où nous avons parcouru aussi d'autres dispensaires, nous n'avons jamais vu qu'une petite quantité de granulés , comparativement à Rouen. En outre, à Paris , les granulations étaient généralement plus petites. A Rouen , lors de notre arrivée dans cette ville, on rencontrait souvent des muqueuses palpébrales , dont la surface avait l'aspect d'une framboise , ou ressemblait à une grappe de groseilles dont on aurait tassé et aplati les grains les uns contre les autres. Ainsi , les yeux de M. Wexel , que nous avons cité plus loin, présentaient cet état ; et en feuilletant le livre de mon dispensaire j'en trouverais certainement plusieurs cents. Aujourd'hui c'est beaucoup plus rare, et la modestie ne nous permet que d'en laisser deviner la raison au lecteur. Cependant on a bien quelques exemples où l'encombrement seul a été la cause de la purulence. N'a-t-on pas vu des navires négriers dont toute la cargaison , esclaves et équipage, perdirent la vue par l'ophthalmie purulente ? mais comme la description de ces catastrophes ne mentionne pas les granulations comme un des symptômes , on ne peut que faire des suppositions sur la ressemblance de l'ophthalmie purulente des négriers avec l'ophthalmie purulente égyptienne. Il aurait pu arriver qu'un des individus aurait été affecté d'une blennorrhagie de sa propre contagion , et que, par le fait de l'encombrement, tous les hommes du navire fussent pris d'ophthalmie purulente. Dans l'ophthalmie purulente blennorrhagique , qui détruit l'œil avec autant et quelquefois avec plus de rapidité que l'ophthalmie purulente égyptienne ; on ne remarque pas de granulations , et le désaccord qui existe sous ce rapport entre plusieurs ophthamologistes recommandables tient aux différentes localités où les observations ont été prises. Dans les pays où il n'y a pas de granulés , les ophthalmies purulentes blennorrhagiques ne présentent pas de granulations. Dans les pays où il y a beaucoup de granulés, les ophthalmies purulentes blennorrhagiques peuvent recevoir le principe granuleux,

mière chose à faire, quand elle sévit dans une réunion d'individus, consiste à leur faire respirer un air pur et à leur donner des vêtements propres, surtout en toile de lin ou coton. Les vêtements en laine me paraissent conserver les miasmes ; et la preuve, c'est que si vous allez dans un appartement de fumeurs, vos habits, s'ils sont de drap, conservent pendant longtemps une odeur désagréable de tabac corrompu, tandis que, s'ils sont de toile, l'odeur persiste infiniment moins longtemps.

L'honorable confrère portugais, médecin de l'hospice Saint-Michel, me demande mon avis sur le traitement des granulations. Celui qu'il emploie, cautérisation à la pierre infernale, guérit infailliblement quand il est bien appliqué ; mais, comme il le dit lui-même et comme je le répète, il faut de l'adresse et de l'habitude pour bien manier cet agent et pour qu'il n'en résulte pas de contre-cautérisation de la cornée. J'ai renoncé depuis longtemps à ce mode de traitement : 1° à cause de contre-cautérisations de la cornée qui peuvent arriver au plus habile praticien, avec des malades pusillanimes qui se sauvent ou se reculent avant qu'on ait pu enlever l'excès du caustique par des injections d'eau et d'acide chlorhydrique, ou qu'on ait pu garantir la cornée par des onctions d'huile (1) ; 2° à cause de l'effroi qu'inspire à la plupart des malades la *pierre infernale* ; 3° parce qu'il résulte presque toujours de la guérison un tissu cicatriciel qui remplace la muqueuse, et que le contact de ce tissu est moins doux pour la cornée et fait naitre quelquefois des vascularisations. Le moyen que j'emploie est beaucoup plus lent que la pierre infernale ; mais les résultats en sont plus sûrs, plus beaux, et une main inexpérimentée peut l'appliquer sans danger. J'en ai, je crois, déjà dit quelques mots dans ma dernière lettre à Son Excellence le ministre de la guerre. Voici comment je me comporte : si les granulations sont grosses et accessibles à des ciseaux, je les excise ; puis, les jours suivants, je

---

et, par conséquent, avoir tous les caractères de l'ophthalmie égyptienne.

(1) Un meilleur moyen pour enlever l'excès du caustique ( azotate d'argent ), est celui trouvé par M. Cazin, aide de M. Sichel, et qui consiste en une solution chargée de chlorure de sodium (sel marin). Il y a, en cette circonstance, double décomposition rapide, et la douleur de la cautérisation cesse à l'instant même.

passe dessus le sulfate de cuivre. Si elles sont petites et inaccessibles aux ciseaux, je me sers seulement du sulfate de cuivre; il faut l'appliquer tous les jours. C'est à midi que je l'applique, et le malade fait usage, le matin et le soir, du collyre suivant : eau distillée, 10 grammes; sulfate de cuivre, 0,05 centigrammes. On me dira qu'il n'y a rien de nouveau dans cette méthode; et cependant il y en a. Tous les praticiens auxquels j'ai vu manier le sulfate de cuivre passent cet agent sur les granulations à l'instar de la pierre infernale, c'est-à-dire le promènent vivement et peu longtemps. Moi, au contraire, je promène le sulfate de cuivre sur les granulations lentement et longtemps, c'est-à-dire d'un quart de minute à une minute entière, suivant la gravité des cas. Je rabats immédiatement la paupière supérieure, sans m'inquiéter nullement du contact de la cornée avec la muqueuse récemment touchée au sulfate de cuivre ; puis ensuite, au lieu de faire laver les yeux du malade, je ne leur fais rien du tout, et l'abondant écoulement de larmes qui s'ensuit entraîne déjà assez vite le sulfate de cuivre. Quand on lave les yeux, on affaiblit encore l'efficacité du remède. Je crois avoir dit, dans ma précédente lettre, que je ne considérais pas le sulfate de cuivre comme un caustique, mais bien comme un styptique ; c'est pourquoi la cornée ne peut jamais être cautérisée. La muqueuse elle-même ne l'est pas, et la coloration verdâtre qu'elle prend quelquefois, à la suite d'attouchements prolongés, n'est qu'un simple phénomène d'imbibition ou d'absorption, et ne constitue nullement un escharre. Quand sur la même muqueuse on a affaire à une ou plusieurs granulations plus grosses que les autres et que leur forme aplatie n'a pas permis d'exciser, on tient quelques secondes le sulfate de cuivre appliqué dessus immobile. De cette façon, cette ou ces granulations plus considérables sont touchées plus fortement que les autres plus petites, mais proportionnellement à leur volume ; il en résulte une rétrocession uniforme de l'affection. Les morceaux de sulfate de cuivre dont je me sers sont presque de la grosseur du petit doigt d'une petite main ; ils offrent donc une surface plus étendue, pour le contact à la muqueuse, que s'ils étaient d'un petit volume. Quand on rencontre des individus dont les paupières sont difficiles à retourner, ou bien quand il y a perforation de la cornée et prolapsus de l'iris, qu'on augmenterait certainement par la manœuvre qu'il faut employer pour retourner la paupière , on passe un crayon de sulfate de cuivre plus petit sous la paupière sans la retourner, et il ne faut aucunement s'occuper de ce que le crayon touche en même temps la cornée.

Ainsi , le diagnostic étant établi, il est certain que ce moyen peut être confié au premier médecin venu , et même à un infirmier, ou mieux à une infirmière un peu intelligente (1) ; je dis : mieux une infirmière ou sœur d'hôpital , parce que plus l'opérateur a les doigts petits , plus il y a avantage pour lui et le malade ; les gros doigts rencontrent souvent des difficultés dans les opérations oculaires.

Lorsqu'il y a engorgement des glandes de Meibomius , excès de leur sécrétion , en un mot, ophthalmie tarsienne, ou blépharite glanduleuse , suivant les auteurs, et que les cils sont agglutinés par leur base ; quand il y a agglutination des cils et des bords palpébraux par le mucus conjonctival épaissi, j'emploie la pommade suivante tous les soirs en se couchant. Prenez :

Précipité rouge ........... 0,10 centigrammes.

Porphyrisez avec le plus grand soin ; — ajoutez :

Camphre ................ 0,05 centigrammes.

Alcool................... quelques gouttes.

Porphyrisez de nouveau et incorporez peu à peu :

Axonge.................. 2 grammes.

On en prend sur le bord d'une allumette arrondie ou sur le bout d'un papier roulé gros comme un grain de blé, on l'introduit dans l'œil ; l'œil se ferme ; on frotte un peu le dessus de la paupière avec la pulpe du doigt , puis avec ce qui ressort entre les paupières on frotte assez fortement la base des cils : cette pommade concurremment au collyre indiqué plus haut. Ainsi, le collyre le matin, l'attouchement au sulfate de cuivre à midi , la pommade le soir.

---

(1) Dernièrement j'ai eu l'occasion de confier ce pansement à la femme du malade. M. Julien, brigadier des eaux-et-forêts à Duclair, vint me trouver presqu'aveugle, par suite de granulations, et de pannus commençants. Pendant quelques semaines je pansai ce malade moi-même ; mais dès qu'il fut hors de danger, j'appris à sa femme à pratiquer le pansement, ce qui a permis de continuer le même traitement. Ce monsieur avait 8 à 10 lieues à faire chaque jour qu'il venait chez moi , et il lui eût été impossible de faire ce voyage tous les jours ou tous les deux jours pendant plusieurs mois.

Je n'attache qu'une faible importance aux moyens médicaux généraux. Quelques purgatifs de temps en temps ; mais, chose importante , grands soins de propreté et ventilations ; nourriture saine.

Je puis affirmer qu'à l'aide de ce traitement j'ai toujours triomphé des granulations , même les plus considérables et les plus invétérées : quelques-unes avaient de 10 à 18 ans d'existence ; aussi ai-je pu rendre la vue à un grand nombre d'aveugles dont la cécité avait pour cause des pannus et opacités de la cornée déterminées par le frottement des granulations. Je pourrais en citer un grand nombre ; mais pour cela il me faudrait faire des recherches assez longues, les malades ayant la triste habitude, dans tous les pays, de ne plus venir voir le médecin quand ils n'ont plus besoin de lui. Deux sont plus particulièrement présents à mon esprit, parce que, depuis leur guérison, je me suis servi de leur industrie : l'un , M. Wexel, tailleur d'habits , rue Saint-Nicolas , n° 18 , affecté depuis 8 ans, était aveugle depuis 2 ans , ou plus ; il est si bien guéri , qu'il a repris son état et qu'il me fait mes habits ; l'autre , M<sup>me</sup> Duval, repasseuse et couturière, rue de la Croix-de-Fer , n° 11 , était aveugle depuis 18 ans d'un œil, et presqu'aveugle à ne pas se conduire de l'autre depuis 2 ou 3 ans ; elle est radicalement guérie et blanchit le linge de ma femme. Il a fallu deux ans à M. Wexel pour sa guérison, et seulement un an à M<sup>me</sup> Duval ; mais , dès les premières semaines du traitement , ils ont vu à se conduire. Quoiqu'ils soient bien guéris, ils viennent de temps à autre se faire passer légèrement la pierre ( sulfate de cuivre) ; ils prétendent qu'ils voient beaucoup plus clair les jours suivants (1).

---

(1) Depuis la rédaction de cette lettre , j'ai eu l'occasion de revoir quelques-uns de mes anciens granulés qui avaient été soumis au même traitement. Ainsi :

M. Lancelevée , facteur à la poissonnerie , était presqu'aveugle. Aujourd'hui ses yeux sont aussi sains que s'il n'avaient jamais été malades ;

M. Mimeur, rue du Sacre , n° 12 , était presqu'aveugle à gauche et complétement à droite ; il voit aujourd'hui des deux yeux assez pour conduire les chevaux ;

M<sup>me</sup> Merimée , légumière au Vieux-Marché , était complétement aveugle ; elle voit parfaitement aujourd'hui, et la guérison ne s'est pas démentie depuis plus de trois ans, si ce n'est que cette dame a eu deux ou trois fois des ophthalmies phlycténulaires, dont la durée n'a pas été au-delà de huit à dix jours chaque fois.

Généralement les vascularisations de la cornée se dis-
sipent avant la guérison des granulations. Quand il arrive

---

M<sup>me</sup> Grosvert, journalière au Petit-Quevilly, était aveugle;
depuis trois ans elle a repris ses travaux.

M<sup>lle</sup> Fouchet, âgée alors de quinze ans, rue Massacre, n° 1<sup>er</sup>, était
aveugle depuis neuf ans; depuis deux ans elle voit assez bien pour
exercer le métier de couturière; et cependant les granulations de
cette jeune fille, qui est d'un tempérament lymphatique prononcé,
ne sont pas encore complétement détruites, et elle vient me trouver tous les trois ou quatre jours pour l'application du sulfate de
cuivre. Je dois dire qu'elle supporte si bien ce pansement, auquel
elle est habituée depuis longtemps, que, immédiatement après l'application du sulfate de cuivre, elle court dans la rue, et c'est à
peine si ses yeux rougissent.

M<sup>me</sup> Bouvard, rue de la Foulerie, n° 1<sup>er</sup>, était tout-à-fait aveugle
depuis, je crois, dix-huit mois; elle voit aujourd'hui très bien des
deux yeux quoique sur l'œil droit il soit resté un albugo à la partie
supérieure de la cornée.

Une remarque que j'ai faite, c'est que des individus porteurs depuis longtemps de granulations indolentes, s'ils subissent une exa-
cerbation qui produit une ophthalmie plus ou moins violente, guérissent beaucoup plus vite que ceux dont les granulations ne présentent pas d'inflammation apparente à l'extérieure. Ainsi, M<sup>me</sup> Ver-
geade, piqueuse de bottines, quai Napoléon, n° 2, se trouvait dans
ce cas; elle ne voyait pas à se conduire quand elle vint me trouver. En moins de quinze jours la vue fut rétablie pour permettre
le travail, et aujourd'hui il n'y a que quelques traces de granulations qui disparaîtraient certainement en peu de temps, si cette
personne se faisait passer le sulfate de cuivre plus souvent qu'elle
ne fait.

Les malades ci-dessus étaient des indigents, soumis par conséquent aux causes prédisposantes que nous avons signalées plus
haut. Il est extrèmement rare, comme nous l'avons dit, de voir atteints de granulations confluentes avec pannus, les gens qui sont
dans une position sociale qui leur permet une bonne hygiène; cependant on en rencontre quelquefois. Il faut alors admettre la contagion directe, soit en couchant avec une personne granulée, ou
même en l'embrassant, ou bien par un séjour prolongé dans une
chambre ou salle où il y aurait des granulés, etc., etc.

M<sup>lle</sup> Dérais, fille du suisse de la cathédrale, âgée de quinze ans,
portait aux yeux des granulations et pannus. L'affection était encore aggravée par des attaques fréquentes d'ophthalmie phlycténu-
laire. Depuis sept à huit ans elle ne voyait pas d'un œil, et de l'autre c'était à peine si elle pouvait se conduire. Cette jeune fille était
pourtant dans une pension où il y a tout ce qu'il faut pour assurer
la santé des pensionnaires. Nous guérimes promptement les granulations et les pannus; mais il y eut plusieurs fois des attaques
d'ophthalmies phlycténulaires cornéennes et péricornéennes, ce
qui prolongea le traitement pendant près de deux ans. Il y a déjà
plus d'un an que la cure est radicale et que cette jeune personne
a repris le cours de ses occupations.

M<sup>lle</sup> Bischoff, rue des Bons-Enfants, n° 129, âgée de quinze ans,
était aussi en pension quand on me l'amena, il y a six mois; elle

que la guérison de la cornée marche à l'unisson de celle des granulations ou même plus lentement (1), on peut être sûr qu'il faudra longtemps pour la cure radicale de l'affection. Ainsi, suivant la gravité de la maladie, il faudra de quelques mois à 2 ans ; mais, dans les cas les plus graves, il est rare qu'au bout de quelques semaines le malade ne puisse pas se livrer à quelques travaux grossiers, et il peut même se livrer à des travaux minutieux longtemps avant la guérison radicale, à savoir : la disparition intégrale des granulations et le retour de la muqueuse palpébrale à un état parfaitement lisse. Que les granulations datent de 20 ans ou de quelques semaines, c'est le même traitement.

Je désire, Monsieur et très honoré confrère, que ces

---

était aveugle par granulations et pannus complets, avec dépôt de lymphe plastique dans les cornées. Il y avait dix ans qu'elle était atteinte, et il y avait longtemps que son éducation était interrompue. Avant un mois de traitement, elle voyait d'un œil et pouvait reprendre ses travaux, se livrer à l'étude de la musique, dont elle doit faire sa profession comme ses parents. Depuis deux mois, c'est-à-dire quatre mois après le commencement du traitement, les yeux sont parfaitement nets et la vue excellente ; et cependant la cure n'est pas radicale : car lorsqu'elle se livre avec excès aux jeux de son âge (danses, barres, courses, etc.), les cornées présentent des traînées vasculaires que je fais disparaître par le pansement au sulfate de cuivre.

Une autre remarque à faire : Les granulations naissantes sont jugulées promptement par le sulfate de cuivre. Les granulations anciennes, blanches et cartilagineuses, presque toujours accompagnées de pannus, cèdent assez promptement et diminuent dès les premières applications du sulfate de cuivre. Les granulations peu anciennes, vésiculaires, spongieuse, rouges, saignantes au toucher, et rarement accompagnées de pannus, sont souvent plus tenaces.

(1) Entre plusieurs exemples, je citerai le suivant : M$^{me}$ Geffroy, 42 ans, rue Saint-Vivien, n° 38, vint à mon dispensaire en septembre 1851 ; elle était aveugle depuis neuf ans. Les cornées étaient tellement désorganisées, qu'on ne pouvait même soupçonner l'existence des pupilles, et de l'œil droit la malade avait à peine la sensation du jour ou de la nuit ; il y avait, en outre, trichiasis. Les granulations se dissipèrent assez promptement, les cornées restant toujours opaques et vascularisées. Enfin, au bout de quelques mois, et après des attouchements quotidiens et prolongés au sulfate de cuivre, et bien entendu l'arrachement répété des cils déviés, les cornées ont repris une assez bonne transparence pour que cette femme puisse se livrer à ses travaux de ménage. Elle continue mes soins, et sa vue gagnera encore par la suite.

renseignements puissent être utiles au médecin de l'hospice Saint-Michel, et soyez persuadé que je serai toujours prêt à répondre avec empressement quand on me fera l'honneur de me demander mon avis.

Agréez, etc.

**J. LEPORT,**
D. M. P.

(Les notes qui accompagnent ces deux lettres sont postérieures à l'envoi de ces lettres. Aussi quelques ophthalmologistes pourraient-ils s'étonner que je ne parle pas de la méthode de M. Buys, qui a eu de si beaux résultats en Belgique, dans les mains de son inventeur et dans les mains d'autres oculistes de ce pays, entr'autres le docteur Cunier. J'ajouterai que je m'en suis servi non seulement sans succès, mais encore avec aggravation du mal. J'ai pourtant suivi à la lettre les diverses instructions contenues dans les *Annales d'Oculistique* sur la méthode Buys. Mais je dois avouer une chose : c'est qu'on avait dit tant de merveilles de cette méthode qui devait détrôner toutes les autres, que j'ai dû choisir pour l'essayer les sujets dont les granulations étaient les plus belles et les plus rebelles. J'ai complétement échoué ; il m'a fallu revenir au sulfate de cuivre comme je l'emploie. La guérison de ces gens a été seulement retardée, mais elle n'est pas moins arrivée. Je ne voudrais certainement pas contester le mérite de M. Buys et de son invention ; et les faits de guérison qu'on a publiés en Belgique sont patronés par des savants trop recommandables pour qu'on puisse les nier. Seulement, il résulte de cette différence dans mes résultats de l'emploi de l'acétate neutre de plomb, méthode Buys, et des résultats obtenus en Belgique par la même méthode, que souvent la même affection, ou du moins ce qui paraît la même affection, réclame un traitement différent, suivant les localités ; peut-être aussi, cependant, aurions-nous guéri par notre méthode les malades guéris en Belgique par la méthode Buys. Nos confrères qui voudront se familiariser avec la méthode Buys trouveront dans les *Annales d'Oculistique* plusieurs articles qui les renseigneront parfaitement. )

Rouen.—Imp. de D. BRIÈRE, rue Saint-Lô, 7.

www.ingramcontent.com/pod-product-compliance
Ingram Content Group UK Ltd.
Pitfield, Milton Keynes, MK11 3LW, UK
UKHW022210070726
13613UKWH00004B/1567